Studsare och vita rockar

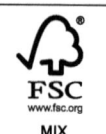

Jan Onoszko & Lars Sköldstam

Studsare och vita rockar

En essä om patienter med kronisk värk och deras relation till praktiserande läkare.

Författarnas tack

Att tacka våra hundar är lönlöst – bättre då att prisa anhöriga, hjälpsamma vänner och forna arbetskamrater. Särskilt vill vi tacka Margaretha, Bengt Sandberg och Monica Samuelsson för deras korrekturläsning.

© Lars Sköldstam 2018

Förlag BoD – Books on Demand, Stockholm, Sverige

Grafisk form och omslag: Lars Sköldstam

Tryck: BoD – Books on Demand, Norderstedt, Tyskland

ISBN: 978-91-7699-782-6

Innehållsförteckning

Prolog – juni 1970   sid. 6
40 år senare   sid. 10
Läkekonst – vetenskap – beprövad erfarenhet   sid. 15
Svaga samband mellan odramatiska
medicinska symptom   sid. 20
2004 och studsaren Kowalski   sid. 31
En vanlig måndag   sid. 38
Från nabo till patient   sid. 64
Förpassad till andra sidan   sid. 77
Festlig samvaro   sid. 88
Analys och reflexion   sid. 91
Bendeks dröm   sid.116
Drömtydning   sid. 124
Konkreta råd   sid. 126
Komsi, komsi   sid. 131
Referenser   sid. 138

Prolog - oktober 1970

Tre gymnasieelever är på väg till skolan. Det är en solig men rätt kylig höstmorgon. Klockan är 07.50, alltså behöver de ha bråttom. Första lektionen, matte börjar klockan åtta och det är ca 900m kvar. Den nya rektorn har 3 honnörsord: respekt, ordning och punktlighet. Efter kl. 8.00, på sekunden, kommer han inte att släppa in några eftersläntrare. Innan dess kommer han att avvisa alla pojkar som försöker att dölja sitt alltför långa hår. Allt som påminner om den dekadenta, västinfluerade hippierörelsen skall stävjas. Men vi tre känner oss ganska trygga på den punkten. Så mycket hårlack som vi sprayar i våra kalufser på morgnarna för att platta till och vika undan det icke godkända överskottet. Samtalet oss emellan är rappt, tonen skämtsam. Vi tre tillhör "elitgänget" i klassen. Ungdomens kulturella revolution är bara två år gammal, men den har redan gått in i märgen på oss. Vi lyssnar väldigt mycket på Janis Joplin, Jimmie Hendrix, The Doors, Bob Dylan, Rolling Stones, m.fl. Abba lämnar vi därhän. Vi går på avantgardeteater, ser kvalitetsfilm på filmstudio när tillfället ges, läser böcker som inte förordas av skolan och går på konserter.

Klockan är 7.55, vi passerar precis fotbollsstadion Gedania i rask takt när något händer med mig, Bendek Kowalski. Mitt i samtalet om Frank Zappas senaste LP får jag en väldigt kraftigt huvudvärk. Det kommer att släppa snart, tänker jag, och så tror också mina vänner. Men det gör det inte!

Tre månader senare, efter otaliga besök hos olika läkare bestämmer sig min kära pappa att ta sin älskade son till en kvacksalvare, som själv kallar sig för naturdoktor. Hela grejen utvecklas till ett drama. Efter att ha först undersökt mitt urinprov, och sedan klämt på olika ställen på kroppen och frågat om det ena och det andra blev han ganska säker på sin sak. Han gav inget namn på problemet utan målande upp en berättelse om obalans i kroppen som innehöll ett antal faktorer. Pappa blev till freds och jag kände mig förhoppningsfull. Hem kom vi med örter, salvor och andra naturpreparat och massor med förhåll-ningsregler angående maten, motionen, mm.

När vi berättade om allt detta för resten av familjen blev vi grundligt utskrattade, ty i våra kretsar skulle man vara strikt vetenskaplig. Normalt sett skulle vi anlitat modernt skolade doktorer, som använde sig av forskning och beprövad erfarenhet. Påtryckningarna var starka och det blev inget av den ordinerade kuren.

Kvar blev den envisa huvudvärken, som levde sitt förbannade liv i mitt huvud. Jag försökte leva som vanligt och t.o.m. bli vän med mitt lidande, men värken gjorde det svårt för mig att läsa och koncentrera mig. Betygen blev sämre.

Tidigt bestämde jag mig för att klaga så lite som möjligt och försöka att hitta hjälp på egen hand, i det tysta. Vid den tiden, 17 år gammal funderade jag också på möjligheten av psykiska faktorers inverkan. Jag ansåg mig vara psykiskt stark, samtidigt som jag var en känslig person. Pallade jag inte för det psykosociala trycket?

Jag föddes och växte upp på en plats där Hitler fick för sig att starta 2:a världskriget, Gdansk (enl. honom Danzig). Kunde det ha någon betydelse? Alla kämpande, ledsna överlevare, som fanns runt om mig, hur påverkade de mig? Huset som vi bodde i,

hade massvis av kulhål och vi barn lekte krigslekar i sönder-
bombade ruiner. Det av Sovjet påtvingade systemet bidrog till en
daglig schizofreni. Jag minns särskilt varubristen. Kunde det vara
allt detta som borrade sig in i mitt huvud för att så småningom
orsaka denna vidriga värk i min knopp?

Men det som kanske påverkade mig mest var att jag blev född
bara ett respektive två år efter mina två äldre bröders död. De
hade dött vid 7 respektive 3 års ålder. Dessa änglar var älskade
och efterlängtade av mina föräldrar. Den sorgen blev som en
ram för min uppväxt och kanske var det detta som satte sina
spår i mig? Blev jag kanske bara en blek kopia, rentav surrogat
för några som inte gick att ersätta?

Brorsan som hann bli 7 år var geniförklarad av alla. Han hade
hunnit till andra klass och hans skolböcker fanns ständigt
närvarande i mitt rum. Mamma kom aldrig riktigt ur sorgen och
för pappa tog det två år. Mamma besökte aldrig pojkarnas
gravar, medan pappa gick 7 km ca en gång i veckan för att prata
med dem. Han gick med blommor, verktyg och en barnvagn. I
den satt lilla jag. Besöken på den overkligt vackra kyrkogården är
ett av de första minnen som jag har. Dessutom knakade det
betänkligt i fogarna i föräldrarnas äktenskap. Pappa ville gå
vidare men mamma satt fast i bitterheten. Atmosfären
påverkade mig, helt säkert. Men jag minns ändå min barndom
som ljus. Jag lekte för fullt med kompisar, särskilt med en
underbar, ett år yngre flicka, som var min kusin. Skolan var inget
hinder. Jag hade väldigt bra betyg, och kärleksfulla eller ganska
kärleksfulla lärare.

Den påtagligaste smolken i bägaren var en svår sjukdom, som jag drabbades av när jag var ungefär 4 år gammal. I samband med en vanlig barnåkomma, som jag tror var scharlakansfeber, fick jag som komplikation en hjärtmuskelinflammation. Flera läkare vägrade att befatta sig med mig med tanke på det allvarliga tillståndet och familjens historia med två tidigare avlidna barn. Mirakulöst räddades jag av en kvinnlig doktor, som av ren kärlek och medmänsklighet och utan att lova någonting, tog sig an mig i sin privata bostad. Efter 6 månader förklarades jag fullt frisk och min mammas och pappas tacksamhet kände inga gränser. Ofta besökte vi sedan denna mirakelängel till läkare med presenter, som jag fick överräcka som tack för livet. Jag minns allt detta mycket starkt och särskilt minns jag henne med stor värme.

1970 det var året då jag trodde att vi Polacker skulle kasta ut Sovjet ur Polen, men deras soldater sköt på oss från helikoptrar. Jag deltog i upproret en dag. Sedan låste min mor in mig i lägenheten. Det var året jag började röka. Jag skulle bli lika tuff som Humphrey Bogart, eller Cliff Richard. Det året liftade jag till flera grannländer inom Sovjetblocket. DDR kändes som ett djupt svar hål i mänsklighetens utveckling. I Rumänien däremot möttes jag av mycken mänsklig kärlek. För att sammanfatta så kände jag som 17-åring en enorm kraft spira inom mig, men det fanns ett moln i framtidens horisont. Min djävulska huvudvärk fanns där hela tiden.

40 år senare

"Hunden är människans bäste vän!" Förlåt, men den här berättelsen handlar inte om djur utan om *patienter* med kronisk värk (KV). Med det menar vi människor med envis värk i kroppsdelar som huvud, armar, rygg och ben, ja ofta utbrett till stora delar av kroppen. Deras värk kan ha många, ja ibland, helt okända orsaker och givna behandlingar brukar inte ge tillfredställande resultat. Debuten kan ha varit odramatisk men ändå ge upphov till långdragna besvär. En vanlig inledning är att patienten kommer till ett återbesök hos sin läkare och har fortsatt lika ont trots flera veckors vila, värktabletter och tio behandlingar hos sjukgymnast. På så sätt fortsätter det, sjukskrivningstiden bara ökar och med den frustrationen. I tur och ordning tappar patient, vårdgivarna och försäkringskassan tålamodet och ovissheten kan till sist bryta ned också den starkaste patientens självkänsla. Merparten av dessa tillstånd brukar räknas in under rubriken reumatiska sjukdomar. "Reumatiskt" är ett mytomspunnet begrepp, som myntades av grekiska läkare redan några hundra år före Kristi födelse. Uppfattningen var att en kroppsvätska, som de kallade "flegman" flöt omkring inne i den sjukes kropp och gav upphov till värk. Den tron levde kvar långt in i modern tid. Först år 1802 kom en postum publikation av den engelska läkaren William Heberden (död 1801) med en mer sakliga uppfattning om de reumatiska sjukdomarna. Han skrev: "Reumatism är ett vanligt namn för många tillstånd av smärta och värk, som ännu saknar egen beteckning och som kan ha många olika orsaker". Vårt kunnande är naturligtvis mycket större idag. Många av sjukdomarna är väl karaktäriserade och det finns evidensstyrkta behandlingar att erbjuda. Detta är reumatologins ljusa framsida. Utvecklingen har t.o.m. gått så snabbt att utbildningen av nya specialister inte hinner med och Sverige har idag närmast en brist på reumatologer. Dr Heberden skulle säkert ha varit imponerad, men knappast av vårt kunnande inom den brokiga flora av ofta vagt definierade smärttillstånd, som utgör reumatologins skuggsida. De diagnoserna har lågt medicinskt status och drabbar stora skaror av människor. Det är bland dem som vi hittar KV-patienterna med sina långdragna krämpor, som så mystiskt kallas "kroniska", vilket bara betyder att värken har varat i mer än tre månader (1). Det är föga överraskande att värk också medför psykiska symptom som, dålig sömn, ångest och nedstämdhet (2). Det omvända, att depression kan framkalla värk, är enligt bokens Göran Vallman (GV) långt ovanligare.

När Vallman som ung läkare på 1970-talet började intressera sig för reumatologi så hade ämnesområdet låg status och det fanns knappt några botemedel att erbjuda. Själv minns han, att han och studiekamraterna inte var särskilt imponerade när de satt i reumatologens föreläsningssal och lyssnade på professorn. Märkligt nog, var det ändå en detalj som fastnade i GV:s huvud och det var den långa lista av sjukdomar, som profeten presenterade med en diabild. Den listade närmare 100 olika tillstånd, som på ett eller annat sätt, kunde ge symptom av reumatisk karaktär. GV blev djupt imponerad och anade att reumatolog var ett spännande yrke.

Nu undrar du kanske var hunden kommer in i handlingen? Jo, bokens två berättare är båda hundägare och det var orsaken till att de stötte på varandra under en promenad. Den yngre av dem Bendek Kowalski (BK) var ännu medelålders och arbetade full tid medan Göran Vallman just hade blivit folkpensionär. Hundar har sällan några svårigheter med nya kontakter. De nosar av varandra och hanhundar avslutar ritualen med att lyfta bakbenet och släppa några droppar på närmsta buske. För vuxna män tar en bekantskap längre tid och först efter de vanliga fraserna om hundarna, vädret och de senaste nyheterna kom den ofrånkomliga frågan: "Vad sysslar Du med?"

Vem som ställde den och vem som hajade till är redan glömt, men efter en kort inandning och en harkling kom svaret. Adrenalinet sprutade. De var varandras kontrahenter! Hade det inte varit för de svansviftande hundarna, så hade de säkert gått åt skilda håll. Istället fortsatte de fåordigt längs stigen. Tystnaden var besvärande, men det växte också fram nyfikna känslor. Båda hade ju 40 års erfarenheter från samma problemområde. Ofrånkomligt ökade ordflödet och efter några krökar begynte en försiktig diskussion.

De var verkligen varandras motsatser. Bendek visade sig ha en alldeles egen beteckning för KV-patienter. Han kallade dem *studsare* för att de envisades med att gång på gång konsultera allehanda vårdinrättningar i sitt sökande efter hjälp. Han om någon visste hur det var, för han var själv en typisk studsare allt sedan ungdomen. Han hade anlitat inte bara legitimerade experter utan också sökt sig fram inom alternativmedicinska ämnesområden som t.ex. om amalgam i munhålan. Den äldre Göran var specialistläkare och docent i reumatologi. Han hade mött ett oräkneligt antal sådana patienter, men aldrig tidigare hundpromenerat med någon. När två verkliga kännare kommer samman och trivs ihop uppstår samtal och diskussion. Till en början hade det varit hundarnas glada samvaro, som fick männens tungor att lossna och fantasin att flöda. Det skulle sedan komma att bli många gemensamma promenader och samtal som kunde pendla från vansinniga infall till eftertänksamhet och visdom.

Läsöversikt

Som läsare har Du redan tagit del av Bendeks berättelse om sin ungdomstid i Polen. Strax kommer Göran Wallman att introducera sig själv när han sitter i sin favoritfåtölj och reflekterar över läkaryrket. Frågor som då dyker upp är bl.a. läkekonst, beprövad erfarenhet och evidensbaserad vetenskap. Han mins också tillbaks till faktiska möten med enskilda patienter, och vad som då ägde rum. I ett följande avsnitt skildrar BK några episoder från sitt sökande efter botemedel, följt av att vi får följa GV under en arbetsdag på sjukhusets mottagning. Relationen mellan de två förändrades sedan över en dag, när GV ställs inför uppgiften att ha sin nyblivne vän som patient. Den händelsen väckte starka känslor hos dem båda. GV får sedan själv uppleva hur det känns att konsultera sjukvården och sitta i ett väntrum, för nu är också han sjuk. Ett år senare möts de båda igen under avspända privata förhållanden och vänskapen återuppstår. I upprymd stämning och i smickrande ordalag övertygar de varandra om att nedteckna sina erfarenheter och när de sedan går från festen har de övermodigt lovat varandra att skriva en gemensam bok. I den presenterar BK en utopisk dröm om ett förföriskt skönt besök på sjukhuset och boken avslutas sedan med att båda sitter vid sina skrivbord och grunnar över frågor om bemötande, vård och rehabilitering av KV-patienter.

Läkekonst - vetenskap - beprövad erfarenhet?

Hej, jag heter Göran Vallman och sitter hemma i fåtöljen och tänker tillbaks på min tid som läkare. Jag var reumatolog, forskarutbildad och docent vid ett av landets äldsta universitet. Idag är jag ålderspensionär, men det händer då och då att jag blir ombedd att rycka in och vikariera på min gamla arbetsplats. Det är varje gång lika smickrande, men också stimulerande att under korta inhopp få återuppliva yrkesrollen. Det är dessutom spännande för jag ser nu på min gamla arbetsplats med helt nya perspektiv. Det är som att kika in från "sidan" och det väcker tankar. Till min förvåning har jag börjat reflektera över mina tidigare prestationer i jobbet. Vilka egenskaper och kompetenser har jag stått för? Vad kan jag vara stolt, respektive, generad över? De tillfälliga inhoppen har också gett mig möjlighet att som en helt fristående person granska organisationen och i vad mån den lever upp till mina patienters förväntningar.

Det som särskilt intresserar mig är vad som menas med att utöva läkekonst. Den talangen är inte allom given. För oss i branschen står den på en piedestal och är något som alla goda kollegor eftersträvar. Det finns, vad jag vet, inga universitet, som ger kurser i ämnet. Det närmaste jag har kommit till är enstaka lektioner om hur man på bra sätt bemöter sina patienter. Det är därför inte så märkligt att jag då och då återkommer till frågan och kanske särskilt efter möten med ovilliga patienter som inte lyssnar till mina råd och förslag. Att patienter misstror mig händer naturligtvis ibland och kanske vanligast i mina möten med patienter, som har kronisk värk.

För egen del har jag antagit att läkekonsten, som all konst, förutom själva hantverket också har en metafysisk påverkan på mottagaren. Den tanken får mig att minnas professor Pelle Gustavsson, som var min chef under en kort utbildningstid i kirurgi. Det måste ha varit på våren 1976. Placebo var då ett nytt begrepp, som sagde professor verkligen hade tagit till sig. Han var exceptionellt intresserad av fenomenet och dess effekter. Enligt Bonniers synonymordbok är placebo: "Den gynnsamma medicinska effekt som bara kan förklaras av positiva förväntningar". Det låter onödigt abstrakt och själv föredrar jag att säga att en patient, som har stark tilltro till den givna behandlingen, har betydligt bättre chans till bättring än den som är oengagerad eller tvivlar och bäst blir resultatet om också den ansvarige läkaren har samma tilltro.

Min professor älskade att påminna sina kollegor, låg som hög, om att placebo kan förklara upp till 40 % av den förbättring som patienten genomgår. Han gick t.o.m. så långt att han skojade med sina kollegor när de nöjt stoltserade med sina behandlingsresultat. Han kunde då fråga dem om hur stor hjälp de hade haft av placebo. Kollegorna gillade inte frågan och knappast heller vad professorn i ett skämtsamt anförande rådde det egna landstinget att göra. Den gången uppmanade han arbetsgivaren att lönesätta sina läkare efter hur framgångsrika de var på att generera placebo. Det lät som om han menade att läkare med stor auktoritet på läkekonstens område skulle premieras extra. Det var omöjligt att veta hur seriös han var, för han älskade att provocera och hans tonläge hade varit raljant. Hur skulle man för övrigt kunna mäta den förmågan? Möjligen skulle man kunna utskilja ett fåtal med erkänt stor auktoritet på området samt förhoppningsvis bara en mindre grupp, som regelmässigt belastar sina resultat med det motsatta (nocebo). Med nocebo menas att behandlingsresultatet blir oväntat sämre och detta pga. att de inblandade redan från början har dålig tilltro till den uppgjorda strategin. Effekten av placebo är mer ifrågasatt idag. Kritiker bejakar visserligen dess smärtlindrande effekt vid akuta smärttillstånd, men hävdar att den är kortvarig och betydligt svagare än vad man tidigare har antagit och för kronisk smärta fungerar den inte alls (3). Oavsett den diskussionen så belyser mina minnen av Gustavsson och hans intresse för placebo något som jag vet av egen erfarenhet, nämligen att vårdgivarens personlighet är av avgörande betydelse för en framgångsrik behandling. Frågan är om inte det fenomenet är läkekonstens centrala essens?

Jag sitter som sagt i mitt vardagsrum och tänker tillbaks och som så många andra tillbakablickare reflekterar jag över hur snabbt utvecklingen gått framåt och hur annorlunda saker och ting förhåller sig idag. Yngre kollegor lyssnar gärna när jag berättar om episoder från mina år som ung läkare. Visst är det roligt att ha lyssnare, fast många gånger kan jag se tvivlet i deras ögon, och ibland tror de helt bestämt att jag berättar rena skrönor. På den tiden var läkemedlen få och föga effektiva och reumato-logens arbete var främst att diagnostisera och att förmedla tröst. Idag är det glädjande annorlunda. Kollegorna har nu långt bättre förståelse och kunskaper om mekanismerna bakom sjukdomar-na. De kan erbjuda läkemedel, som intervenerar specifikt, som är väl utprovade och som fungerar. Det har blivit vanligt med goda behandlingsresultat. Jag kan glädja fler patienter och kan oftare få känna mig som en duglig ingenjör. Allting är emellertid inte bättre, för det vetenskapliga kunskapsunderlaget varierar stort och vi är fortsatt många, patienter och läkare, som otåligt väntar på mer av vetenskapliga framsteg.

Under min studenttid på Karolinska Institutet hävdade man mycket bestämt att medicin var en naturvetenskap. Nu nästan 40 år senare har det synsättet fått en extra hausse i och med att *Evidensbaserad Medicin (EBM)* lanserades för tio år sedan. Det var då ett helt nytt förhållningssätt som uppmanade oss att med noggrannast möjliga metod utvärdera alla förekommande medicinska behandlingar och att inte väja för att skoningslöst peka ut dem som inte duger. Konceptet innebär i praktiken en direkt uppmaning till alla som behandlar patienter, att enbart välja terapier som är vetenskapligt väl beprövade och som har dokumenterat god effekt. Att med hjälp av så strikta kriterier granska och värdera olika behandlingsmetoder är ingenting som den ensamme läkaren kan göra när hen står inför en patient i mottagningsrummet. Det arbetet görs istället av officiella specialistkommittéer, som efter noggranna utredningar utfärdar nationella riktlinjer för behandling av de olika sjukdomarna. Svensk lagtext föreskriver att all sjukvårdspersonal skall utföra sitt arbete i överensstämmelse med vetenskap och beprövad erfarenhet. Den första anvisningen vållar inga problem, så länge som det finns vetenskapligt säkrade fakta att söka sig till. Sådant kvalitetssäkrat stöd finns emellertid inte för alla medicinska beslut som måste tas och det är då som den beprövade erfarenheten ska styra. Det finns ingen allmänt accepterad definition av det begreppet. Så sent som 2015 skrev en filosof tillsammans med en jurist i Läkartidningen att: "Den beprövade erfarenheten har åtminstone sex olika dimensioner" (4). Själv gör jag det enkelt för mig och utövar yrket med hjälp av mitt kunnande. Stödet för den hållningen har jag hämtat från en något äldre artikel i Läkartidningen där en av Socialstyrelsens jurister skrev följande: "Beprövad erfarenhet är allt det som lärs ut till studenterna under den svenska läkarutbildningen." Formuleringen är enkel och bra, så länge man inte glömmer bort att kunskap är en färskvara, som kräver fortlöpande uppdatering. För min del är det 40 år sedan jag gick utbildningen, men mitt samvete är gott för jag har kontinuerligt följt utvecklingen och ambitiöst skött min fortbildning.

Svaga samband mellan odramatiska medicinska symptom.
Också idag sitter jag i min favoritfåtölj för en stund av kontemplation. Det är tyst och stilla i vårt hem. Söndagssysslorna är gjorda och jag har en hel eftermiddag för mig själv. Under den gångna veckan var jag vikarierande reumatolog på mitt gamla jobb och det var fyllt av starka upplevelser. Fredagen blev som så ofta förr den bästa dagen. Luften var så där härligt frisk och klar när jag gick hemifrån och ändå var det bara början av april. Väl på tröskeln till mottagningsrummet mötte jag Elisa, som precis hade "lokalvårdat", tömt papperskorgarna, öppnat fönstret och släppt in den syrerika morgonluften. Med kaffekoppen i vänster hand och datormusen i den andra satt jag sedan och gladdes åt vinddraget som strömmade in i rummet. Kunde det bli bättre? Det skulle säkert bli en bra arbetsdag. Jag var avspänd och glad över att för några veckor vara på mitt gamla jobb. Prestige och position saknade betydelse. Jag skulle bara närvara helt och fullt. Datorn var klar med sin morgongymnastik. Skärmen såg ut som den skulle med körschemat för dagens mottagning. Det var bara att ordna anletsdragen och axla arbetet.

"Svea Mårtensson, 46 år, och lärarinna. Yrkesarbetande make. Vuxna utflugna barn. Tidigare inga större medicinska problem."

Så började texten i den remiss som distriktsläkaren på Nygatans vårdcentral hade skickat till sjukhuset för specialistbedömning angående misstänkt reumatisk sjukdom. Kvinnan hade nu sedan två månader haft svullna, värkande händer, rörelsesmärtor i axlarna och ont under fötterna när hon gick över golvet. Man hade också tagit blodprover, som visade att sänkan var förhöjd till 35 mm. När dessutom blodprovet för Reumatoid Faktor (RF) var positivt hade hennes läkare snabbt skickat iväg remissen. Det var informationen som jag läste på datorn och det var sedan bara att gå ut i väntrummet och ropa in min patient. Där ute satt två kvinnor. Båda tittade upp, men bara en bejakade uppropet och reste sig med ett osäkert leende. Hennes frisyr, make-up och kläder formade en behaglig helhet som signalerade ordning och reda. Det gjorde tydligen ont när hon stod upp och jag såg hur det ömmade under fötterna när hon kom gående mot mig. När hon sen sträckte fram handen kände jag den varma, fuktiga huden och hennes rädsla för att jag skulle trycka smärtsamt hårt. Det var avsatt en timme för ett nybesök, men det tog mig bara några minuter att fastställa hennes diagnos. Samtalet som sedan följde vållade inte heller några svårigheter. Hon tog emot min information med fattning. Visst, hon tog ett djupt andetag och stannade upp för ett ögonblick när jag lämnade beskedet om hennes diagnos men omedelbart därefter hade hon full kontroll. Hon lyssnade uppmärksamt och infogade relevanta frågor. Uppenbarligen hade hon redan på egen hand förstått vad det var frågan om. Kanske hade hon till och med läst på om sjukdomen och visste att det numera fanns bra behandlingar. Jag brydde mig inte om att fråga. Istället kunde jag med ett stilla andetag släppa på anspänningen, som det alltid är att behöva informera en medmänniska om allvarliga saker. Det var en skön känsla, för hon kunde lika gärna ha reagerat emotionellt och varit blockerad för ett fortsatt sakligt resonemang under resten av besökstiden. Nu hade jag istället gott om tid till att informera om de läkemedel och behandlingar som hon skulle få börja med. Dit hörde också uppgifter om säkerhetskontroller och potentiella biverkningar. Allt som allt var det mycket att ta del av.

Efteråt när Svea hade lämnat rummet, var det inte svårt att diktera en journalanteckning. Allting var ju klart och tydligt. Diagnosen var Reumatoid Artrit och för den sjukdomen fanns det en världsomspännande konsensus om hur den bäst behandlas. Hon hade inte ifrågasatt diagnosen och personalen på mottagningen visste precis vad som gällde. Deras förhållningssätt var väl inövat och behandlingsprogrammet följde till punkt och pricka de svenska riktlinjerna. Diktatet var klart och jag kände mig lika pigg och alert som när jag fyrtio minuter tidigare hade satt igång datorn.

Jag kan inte låta bli att tänka på den sista frågan som Svea Mårtensson ställde till mig innan hon gick ut genom dörren. Hon frågade om livsstil och framförallt om vad kosten har för betydelse för hennes sjukdom. Anmärkningsvärt många ställer den frågan, fast inte på samma intensiva sätt som förr när vegetarisk kost var som mest i ropet. Numera brukar jag svara kortfattat och så evidensbaserat som jag kan; det finns inte något starkt stöd för kostens betydelse, men att lättare mat, mycket frukt, och grönt samt en rimlig andel fisk har positiva effekter på hälsan i stort.

"Dong – dong – dong" ljuder svärmors gamla väggklocka nere i hallen. Tre slag säger mig att jag utan samvetskval kan njuta mina tankar ytterligare en stund. I fredags såg jag också den där unge mannen - Tor hette han visst. Det var ju ett spännande fall. Jag tycker att jag benade upp hans problem på ett bra sätt, men frågan är vad han tyckte? Var jag till någon hjälp över huvud taget och hur kommer det att gå i fortsättningen. Jag kan precis se honom framför mig. Tor Eriksson hette han - som sagt, och var strax under fyrtio år. När jag ropade upp namnet, reste sig en överraskade solbränd och välbyggd man från en av stolarna längst bort i väntrummet. Han gick över golvet med ungdomlig spänst och hans handslag var fast och matchat med en manlig artighetsfras. När han sedan satt parkerad mitt emot mig i undersökningsrummet, överraskade han åt andra hållet, för nu var säkerheten borta och han var märkbart blek under solbrännan. Han var helt klart stressad och anletsdragen vädjade om sympati och förståelse. Dystert och plågat berättade han sedan om hur värk i muskler och leder höll på att ta ifrån honom livsglädjen. Jag hade lyssnat uppmärksamt och förstod intuitivt att det gällde att gå extra varligt fram när det blev dags för mig att ställa frågor. Till proceduren hörde också en noggrann kroppslig undersökning med honom avklädd till bara kalsong- erna. Som läkare behövde jag se hans hållning, rörelsemönster, muskelspel och hudkostym. Samtidigt måste jag med mina fingrar känna av hans hudnära körtlar, ledhinnor och senor, samt bedöma blodomlopp och nervfunktioner. Det kunde vara frestande att göra en summarisk undersökning, särskilt när personen ifråga utstrålade så mycket ungdomlig fräschör som Tor Eriksson gjorde. Något sådant tillät inte mitt undermedvetna och tanken nådde aldrig upp till hjärnbarken. Det var rena självbevarelsedriften som värnade min yrkesheder. För övrigt var mannen högskoleutbildad och arbetsledare på ett större teknikföretag och säkert fullt kapabel till att ge kritik om han skulle ha känt sig slarvigt undersökt. Jag vet dessutom av erfarenhet att patienter är mer benägna att ge informativa svar om frågorna ställs i direkt anslutning till den fysiska undersökningen. Man kommer helt naturligt närmare varandra och kommunicerar mer otvunget. Men som jag redan hade anat gav den kroppsliga undersökningen av Eriksson inga ytterligare ledtrådar. Sen var det en annan sak, att det var fascinerande att med händerna få känna av så välbyggda muskler. Eriksson hade berättat att han arbetade på en oljeplattform i Nordsjön, dit han reste för tre veckor långa perioder, som varvades med lediga veckor hemma i Sverige. Hans lön och privatekonomi var god med nybyggt hus, sommarstuga, motorcykel och en fin bil. På sin fritid ägnade han sig åt sport och idrotter och det som roade honom mest var att bygga muskler.

Hans värk var plågsam när han satt framför datorn på kontoret, i bilsätet eller i TV-soffan på kvällen. Den störde nattsömnen och helt besvärsfri var han sällan mer än några dagar. Han mådde bättre när han var i rörelse, men tränade han för intensivt fick han bara mer ont. Armarna var inte starka längre och särskilt illa var det vid kall och fuktigt väderlek. Det var tydligt att hans självförtroende inte längre var på topp, fast det var ingen omedelbar fara för hans jobb, eftersom han numera var arbetsledare och slapp de tyngsta arbetsmomenten. Men han var bekymrad och dessutom ensam sedan två år efter en uppslitande skilsmässa. I sitt resonemang nämnde Eriksson också sin pappa, som redan i 40-årsåldern hade fått värk, vilket till sist hade tvingat honom att sluta som rörmokare. Fadern hade fått diagnosen artros. Att han som rörmokare fick förslitnings-reumatism tyckte Eriksson inte var så konstigt, men att han själv skulle ha samma åkomma var inte rimligt. Det var inte seriöst! Visst, han medgav att han hade haft en del smärta i sitt vänstra knä, och att en ortopedläkare hade tittat in i leden med titthålskirurgi och konstaterat att det fanns begynnande artros. Men det kunde väl inte förklara varför han hade ont i hela kroppen? Under konsultationen hade Eriksson flera gånger tittat mig i ögonen och med en anklagande röst frågat: "Varifrån kommer värken? Det är orättvist! Jag är ju ännu ung och vältränad."

Efter Erikssons långa redogörelse blev det sedan min tur att meddela min bedömning: "Du har tre diagnoser: 'Artralgi, Generaliserad Artros och Hemokromatos', och det sista är en ärftlig störning av järnomsättningen."

I direkt anslutning berättade jag sedan att artralgi är läkartermen för smärta och värk i en eller flera leder. Han fick också höra att artros är en folksjukdom, som oftast debuterar i 50-60 års ålder med ett långsamt sönderfall av brosket i kroppens stora leder, men också i fingrar och tår. Till att börja med är skadorna ytliga och knappt skönjbara, men processen kan med tiden gå så långt att det underliggande benet friläggs och att de ytorna börjar skava mot varandra. Våra kunskaper om varför artros uppstår är ännu bristfälliga och ingen kan heller förklara varför vissa patienter har så mycket mer ont än vad andra har. Lika oförklarligt är det att värken kan vara plågsamt intensiv under en period, för att några månader senare, lysa med sin frånvaro trots att broskskadorna är oförändrade eller t.o.m. större.

Tor Erikssons fick alltså höra att han hade en symptomgivande artros i framförallt stora leder som axlar, knän, höfter och säkert också i många av ryggradens leder. Det var ett impopulärt besked. Visst hade han själv haft funderingar i den riktningen, men ändå! Hans anletsdrag hade nu slagit om. Blicken var fylld av tvivel och efter några blinkningar och en harkling kom hans kritiska kommentar: "Det kan inte vara riktigt!" Hans reaktion kom inte som en överraskning för en luttrad gammal yrkesman som jag. Sådant tillhörde min vardag. Att mannen tvivlade var förståligt men det förpassade mig i en besvärande position. Hela han krävde att jag som vetenskaplig expert skulle förklara mig bättre. Där jag satt fanns det ingen tid till besvikelse. Jag kände hur hans kritiska ögon hade fått mig att stelna till. Nu gällde det att snabbt återta initiativet, att ta ett djupt andetag och skaka av sig känslorna och återställa den inre balansen. Jag måste formulera mig sakligt och konkret och välja rätt ord, samtidigt som en annan del av mig intensivt måste uppmärksamma mottagarens reaktioner. Jag tittade honom i ögonen och sa med klar och tydlig röst: "Du berättade i början av besöket att du också har sjukdomen hemokromatos. Jag tror dig när du säger att du regelbundet sedan flera år tillbaks får optimal behandling för den saken och att den åkomman därmed inte ska vara något att oroa sig över. Men du skall veta att innan den behandlingen inleds är det vanligt att patienterna har värk i muskler och leder och att tillståndet utgör en ökad risk för artros. Visserligen är du välbehandlad, men jag misstänker ändå att den sjukdomen har bidragit till att du så tidigt fick värk i dina leder. Det finns dessutom minst ytterligare en ärftlig faktor, för som du själv berättade, så drabbades din pappa tidigt i livet av artros."

Jag kunde inte riktigt avläsa hur Erikssons tog emot det sagda men det var hur som helst dags att avsluta besöket. Stämningen var inte på topp och lättades knappast upp av att jag och vetenskapen inte kunde erbjuda något verksamt botemedel. För patienter med artros kan det vara komplicerat att planera sina vardagsuppgifter. Värken är till sin karaktär irrationell och nyckfullt. Den varierar från dag till dag och i ett längre tidsperspektiv ligger det nära till hands att misströsta. Trots det förutspådde jag en bra prognos eftersom Eriksson syntes vara en viljestarkt och klok person med god initiativförmåga och väl etablerade nätverk socialt och i yrket. Det gällde för honom att bli god vän med sin fysik och att i sin livsföring hitta balansen mellan det som gör gott respektive ont. Hans vardag var knappast hotad, men den skulle må bra av en mer genomtänkt planering.

Dialogen med Eriksson hade försatt mig i en olustig situation. Han hade till delar ifrågasatt min bedömning och den konfrontationen utlöste ett mindre stresspåslag. Jag hittade emellertid snabbt tillbaks till mitt goda humör och det gläder mig nu efteråt, för utan att han märkte något lyckades jag upprätthålla full kontroll och det var - professionellt gjort! Detta påstående väcker i sin tur frågan om vad som är utmärkande för en läkares professionella agerande. Tanken får mig att minnas boken *Läkaren och konsten att läsa kroppen,* av idéhistorikern Karin Johannisson (5), där hon skriver om läkarens roll genom tiderna. Den läsningen har gett mig mycket att begrunda. Bland författarens många formuleringar fäste jag mig särskilt vid några:

- *Den patientnära läkarens skicklighet bor i hens subtila sinnen, varma händer och skarpa blick.*

- *Den skicklige är en sinnligt orienterad praktiker och det är den medicinska beröringen som ger läkaren makt och auktoritet!*

- *Läkarens diagnostiska förmåga beskrivs ofta som ett särskilt väderkorn, som är svårt att definiera verbalt, svårt att överföra och som utmanar alla vetenskapliga krav på genomskinlighet.*

Den läsningen återspeglade mycket av mina egna erfarenheter. Särskilt gott kändes det när författaren hävdade att det var hart när omöjligt att förklara läkarens kliniska blick och medicinska auktoritet på naturvetenskaplig grund. Jag tyckte mig här se ett släktskap med placebo, vars effekter är hyggligt väl vetenskapligt accepterade, men långt ifrån tillfredsställande utforskade och förklarade. Som läsare av Karin Johannissons bok måste vi dock komma ihåg att hennes beskrivning inte är uppdaterad till dagens förhållanden. Idag finns det en arsenal av tekniska hjälpmedel som underlättar läkarens analys. Undersökningar med ultraljud, magnetisk resonanstomografi (MRT), m.m. har blivit vardagsföreteelser också för relativt vanliga åkommor. En kollega till mig beskrev i en krönika i Läkartidningen (6) hur det kändes att pröva på undersökningstekniken med ultraljud: "Det var som om en superkraft hade kommit i min hand." Han avslutade sin tänkvärda rapport med ännu en viktig iakttagelse: "Patientmötet öppnades upp. Nu blev patienten delaktig och kunde själv på skärmen se vad som hände i kroppen. Det var inte så lite magiskt."

Utvecklingen har gått snabbt och såväl den undersökande läkaren, som hens patient, litar inte längre på känsligheten i läkarens fingrar och hens iakttagelseförmåga.

På tal om böcker så hittade jag här om veckan av en slump en helt annan bok på en av stadsbibliotekets hyllor. Den väckte mitt omedelbara intresse och jag har därför redan läst inledningen. Där använder sig den israeliska sociologen Eva Illouz (7) av ett för mig nytt begrepp, nämligen: *Moderniteten*. Det var si och så med definitionen, men mycket kort handlar det om paradigmskiftet i västväldens samhällssyn som började växa fram redan på 1700-talet. Vi har gått från strängt patriarkat och allmän gudstro, till en lika allmän individualism och frihet. I boken beskriver Illouz hur den tilltagande moderniteten inverkar på mänskliga parförhållanden och den läsningen inspirerade mig att fundera över mina egna möten med moderna patienter. Visst inser jag att moderniteten har utvecklat västvärlden i en mycket positiv riktning. Samtidigt lämnar den människor ensamma i starka känslor och svåra beslutssituationer, eftersom den ofta och obarmhärtigt blottlägger att så många av livets frågor saknar vettiga svar. Det gäller naturligtvis också för mig och inte minst när jag utövar mitt yrke. Riktigt fattig och ensam känner jag mig i situationer när jag som högutbildad specialist bara kan erbjuda svävande och ofullständiga besked till oroliga patienter. De evidensbaserade svaren som alla vill ha är ännu så länge alldeles för få. Istället får patienterna allt för ofta lyssna till mer eller mindre välgrundade hypoteser eller resultat från statistiska analyser av kända patientmaterial och sådant tal lugnar långt ifrån alla. Vi läkare vet så väl att ju mer rationell förklaring vi kan ge om plågornas orsaker, desto större lättnad brukar patienterna uppleva, och omvänt brukar otydliga svar stegra lidandet.

- Det är plågsamt att vara oviss!

Redan i anslutning till den franska revolutionen uppmärksamma-de filosofen Edmund Burke (1729-1797) möjligheten av att mo-derniteten skulle göra oss otrygga och han förutspådde att människorna skulle komma att konfronteras med sanningar som är svåra att hantera. Alla vackra illusioner skulle blekna och en ny nakenhet skulle avslöja livets alla hemskheter.

2004 och studsaren Bendek Kowalski

Luften är fuktig och det blåser annalkande höstdepression. Jag står på gräsmattan och tittar försiktigt genom det starkt upplysta fönstret till föreningslokalen. Några få har redan kommit till deras vanliga veckomöte. Jag vandrar fram och åter utanför och det väger jämt. Skall jag gå in eller inte? Det rationella, logiska inom mig säger nej. Det irrationella, känslomässiga och nyfikna säger ja. Jag tar ett varv till utanför Tandvårdsskadeförbundets möteslokal på Rådhusgatan. När den osäkra handen trycker ned handtaget så är det för sent att ångra sig.

- Varmt välkommen. Var det du som ringde? Heter du Bendek?

En medelålders man med ett varmt leende drar in mig i hallen. Han hjälper mig att hänga upp min jacka och vi går in i ett rum med bord och stolar. Kaffekoppar är prydligt framdukade. Min fortfarande osäkra hand möter fem andra. Jag får veta en rad nya förnamn. Min osäkerhet skingras så småningom då mina ögon noterar en oförskylld vänlighet som strålar från deras ansikten. Jag konstaterar förvånad att alla ser "normala" ut vid första anblicken. Jag som hade trott att människor som söker sig till diverse organisationer av typ patientförening skulle vara trista och med ansikten och kroppshållning som skulle spegla deras hypokondriska livsåskådning. Det skulle synas mycket påtagligt. Jag trodde också att sådana föreningar var tillflyktsorter för diverse "studsare". Det är så jag själv benämner individer som utan framgång söker vård för sina åkommor. De har diagnoser som ifrågasätts, har långvariga besvär och förorsakar mycket trassel på Försäkringskassan. Och jag som ensam skulle besegra världen - skall jag bli en av dem?!! Eller skulle jag avfärda dem och deras verksamhet som en hopplös bunt av hypokondriker som trivs med sin självömkan. Var det inte så att de gömde sig för den friska arbetsmarknaden och de hårda men härliga, verkliga livets friska utmaningar? Precis som jag gjorde med Psoriasisförbundet. Där blev det bara en sammankomst för min del. Trots att jag blev mycket vänligt mottagen, fick massor med tips och förslag på olika behandlingar så var det inte svårt att avsluta min korta "karriär" där. Jag ville helt enkelt inte skaffa mig "den sjukes identitet". Det som hjälpte mig med resonemanget var två saker. Ingen av de församlade blev väsentligt bättre, ännu mindre botad från sin psoriasis trots otaliga salvor, behandlingar, dyra resor till varma länder, m.m. För det andra såg jag hur de slösade sin fritid på sjukdomen. Psoriasis blev deras identitet och familjelivet offrades på sjukdomens altare. Jag såg och tänkte: "Livet går inte ut på att begråta sig själv och sina åkommor i en masspsykotisk stämning bland likasinnade som bara klappar varandra på axlarna".

Nej, livet är en kamp. Men en härlig sådan. Min obehandlade psoriasis har jag haft i 10 år (debut vid 22 års ålder). Att skrapa och samla flagor från armbågar, knän, hårbotten och inre öron har jag redan gjort till en angenäm rutin. Dessutom - härligheten var obotlig, så varför slösa bort massor av tid och energi på någonting jag inte kan påverka. Låt stängda dörrar vara stängda, försök att öppna de som är öppningsbara! Så resonerade jag den gången. Skulle nu mina ögon och tankar fälla Tandvårdsskade-förbundet på samma sätt? Att det inte blev så berodde på avsaknaden av självömkan hos medlemmarna. Där fanns bara en genuin strävan att hjälpa sig själva och andra. Efter mötet som jag upplevde som konstruktivt, informativt och trevligt, bestämde jag mig att ge saken en chans. Vid det laget led jag av kronisk huvudvärk (sedan 17-års ålder) och diffus trötthet. Inget av detta kunde vården hjälpa mig med. Ett antal läkarbesök med blodprov och undersökningar hade beskrivit mig som en fullt frisk ung man. Så det var bara att spela frisk och gå vidare. Men problemet fanns kvar. Varje dag var jag påverkad av en helvetes huvudvärk som stängde många dörrar för mig. På kort och lång sikt! Men jag gav aldrig upp. Jag visste att en dag kommer jag att hjälpa mig själv. En dag skall jag förstå bakomliggande orsaker, skall hitta adekvata läkemedel, behandlingar och de rätta förhållningssätten. Men där var jag inte ännu. Så det kändes ganska logiskt för min granskande, skeptiska och kritiska hjärna att gå in i ämnet: "Amalgam kontra hälsan". Kunde det där finnas en förklaring till mitt ohjälpta tillstånd.

Vid tillfället var jag "ägare" till 17 st. amalgamplomber. Min mor som var väldigt rädd om sin lilla pojke hade bekostat en dyr privat tandläkare när jag var liten. Varken jag eller min mamma förstod att ju mer en tandläkare borrar desto mer pengar tjänar vederbörande. Mina vänner hade någon eller inga amalgamplomber medan jag hade ett flertal redan vid 13-års ålder. Skillnaden var att de hade en gratis skoltandvård - en tandvård mina föräldrar inte riktigt litade på och därför var de beredda att gräva djupa hål i familjens ekonomi. Inte anade de att amalgam som bestod av kvicksilver och andra tungmetaller kunde orsaka skador i kroppen. 50 år senare har man fortfarande inte slagit fast amalgamets farlighet. Trots det, finns det idag inte många tandläkare som skulle våga använda det materialet.

Så det blev flera möten inom Tandvårdsförbundet, mycket litteratur inom området, och kontakter med de få tandläkare i landet som var öppna för tanken att olika tandvårdsmaterial, särskilt amalgam kunde inverka negativt på hälsan. Jag åkte på seminarier, träffade t.o.m. forskare som kunde vetenskapligt påvisa kvicksilvrets väg från plomber via slemhinnor, blodkärl och käkbenet in till inre organ och hjärnan, och som ställde till oreda i kroppen. Det förelåg misstanke om kopplingar till vitt skilda sjukdomar som autoimmunologiska åkommor, Alzheimer, diabetes, m.m. För att inte tala om den då nyuppfunna, väldigt diffusa diagnosen fibromyalgi.

Jag fick mer och mer stöd för teorin att tungmetallförgiftning från amalgam kunde förklara mina symptom. Beslutet att avlägsna alla amalgamplomber växte fram. Men problemet var att hitta en tandläkare som inte ifrågasatte åtgärden. Till slut fann jag en som kunde tänka sig att respektera mitt ställningstaggande, och som erbjöd guldplomber istället. Trots min stora tveksamhet inför ännu en metall i munnen gick jag med på förslaget. Mycket lidande i tandläkarstolen blev det. Det tog drygt ett år. I samband med flera urborrningar blev jag så påverkad och sjuk att det ända jag kunde göra var att ligga i soffan och flåsa. I mitten av åttiotalet var det fortfarande ovanligt med koffertdam, antioxidantbehandling och andra skyddande åtgärder inför urborrningen av amalgam. Vid ett tillfälle, direkt efter besöket hos tandläkaren där amalgammolnet hängde tungt i rummet och i min munhåla, fick jag dubbelseende. Tröttheten ökade vid den tiden. Men som sagt, det var bara att bita ihop och invänta slutet på hela processen.

Förhoppningsvis skulle jag börja må bättre efter att den sista guldplomben satt på plats. Att jag fick låna ganska mycket pengar för att ha råd med detta kändes som en liten sak i sammanhanget. Under tiden arbetade jag, agerade far till två underbara flickor, make till deras mamma och drömde om att bli helt frisk. Att spela frisk när man var så fruktansvärt nedsatt var en utmaning varje dag. Det lyckades för det mesta inför perifera personer, men inte till hundra procent inför familjen och vänner. Men jag lyckades med bedriften att inte bli sjukskriven. Familjen fick en lättirriterad, ständigt trött far och make. Kampen pågick för fulla muggar, mot en ädel målgång, i väntan på bättring.

Ofta muntrade jag upp mig med Allan Edwalls finfina sång och strofen: "De sjuka och de svaga är bara att beklaga" och när det var som jobbigast gjorde jag om Tomas Tranströmers ord: "ta din grav och gå" till "ta din huvudvärk och gå".

Kraschlandningen kom på ett seminarium i Stockholm där en forskare förklarade för mig att valet av guld som ersättnings-material inte var det bästa. Har man blivit påverkad och skadat av tungmetaller i amalgamet då är det inte lämpligt att ersätta de med andra metaller, guld är inte rent guld utan en legering, som består av olika andra metaller. Kombinationen ansågs inte lämplig. Så ett år senare, med mycket nytt lidande på tandläkarstolen bakom mig, väsentligt fattigare, står jag med en liten påse med guld framför en guldsmed och förhandlar om priset. Pengarna jag fick för alla dessa plomber räckte till en barncykel i alla fall. Fullt utrustad med nya porslins- och plastplomber, med ett hopp som nästan sprängde mig av förväntan, började jag smida planer på att leva ett fullvärdigt liv.

Ett liv fullt av erövringar inom konst, resor, m.m. och detta trots att huvudvärken var kvar. Kanske ändrade den sin form en aning, till en något annorlunda och kanske mildare variant. Tröttheten fanns också kvar, men kändes ändå behagligare på något sätt. Men det var fortfarande för tidigt att uttala sig. Pärsen hos "munhålesadisterna" hade knappt lagt sig. Jag bestämde mig att invänta miraklet. Men inte passivt. Jag skulle hjälpa saken genom att försöka att äta hälsosamt, sova någorlunda regelbundet och utöva någon slags idrott. Det blev bordtennis. Min grundläggande filosofiska läggning kom till stor användning vid den här tiden. - Jag har alltid sett månen, men också kunnat föreställa mig dess baksida.

Alla segrar såg jag som triumfer för den ena sidan, men samtidigt kunde jag skönja nederlagets bitterhet hos förloraren. Denna "dualism" tillämpade jag även på min drabbade, ömmande kropp. Tidigare försökte jag att bortse från allt det som begränsade mig och istället koncentrera mig på det friska inom mig som trots allt fanns kvar. Och det var inte lite. En välbyggd ung man, 183 cm lång, 84 kg tung skall icke knäckas av "lite" huvudvärk, trötthet och psoriasis. Och det var tämligen enkelt att agera "hero" och dölja det onda. Jag hade ju t.o.m. papper på min friskhet. De kom från olika doktorers journalanteckningar, blodprover och diverse röntgenbilder och undersökningar. Allt detta pekade på en super välmående kropp som inhyste en optimistisk och glad själ. Allt var i sin ordning. Men det gjorde ont ändå. Varje dag till råga på allt.

Min hemmasnickrade "dualism" kom till användning även här. Så jag förvandlades till Dr Jekyll och Mr Hyde. Två personer i en.

Den ena frisk, den som skulle exponera sig mot samhällslivet och omgivningen och den andra, privata, som bara var för mig själv. Vi kan kalla det för någon slags självförvållad schizofreni. Men att veta innerst inne att någonting inte stod rätt till med kroppen, känna daglig smärta och samtidigt spela frisk, spela "teater", skapade så småningom behov av en ventil. En ventil genom vilken det onde kunde pysa ut då och då och på det sättet förhindra att övertrycket en dag skulle spränga hela denna skådespelarorganism i bitar. Ventilen drabbade oftast närmast sörjande, dvs. frun, ibland någon vän eller kompis. När man upptäckte att de öron som lyssnade på klagosången började sloka, rent av vissna, då var det bara att stänga ventilen; och hålla käften. I alla fall byta ämne mot något lustfyllt och mer framåtskridande. Men missnöjet och klagosången kunde sippra ut genom mina läppar då och då och lätta på trycket.

Men nu, efter att ha satsat så mycket på tandvårdshästen så dök en ny frågeställning upp i mitt huvud. Om satsningen kommer att visa sig riktig och den kroniska smärtan och den jobbiga tröttheten minskar eller försvinner skall jag då behöva överge min "dualism" och grundläggande livshållning, som har utvecklats under så många år av vanmakt? Skall jag återgå till en vanlig kille som ler åt vad som helst, njuter förbehållslöst av simpla lyckostunder och aldrig ifrågasätter rådande s.k. sanningar i samhället etc.? Det är klart att jag vill bli fullt frisk, men bieffekten att bli en vanlig Svensson är jag inte riktigt beredd att ta. Men detta var bara spekulationer än så länge. Jag är inte fullfrisk ännu. Så varför bekymra sig i förväg.

En vanlig måndag.

Måndag morgon det är gråkallt och tyngre än vanligt när jag tar mig tillbaks till sjukhuset för ytterligare fem dagars vikariat. Efter sjukhusentrén och trapporna upp till mottagningen möter jag som vanligt syster Stina. Till och med hon är lite dämpad, hon som alltid är först på morgonen och möter oss andra med sitt retsamt hurtiga leende. Trots svårmodet inleder vi arbetet som vanligt med en mugg nybryggt kaffe på Stinas expedition. Först lite småprat och sen några snabba ögonkast på dagens lista över bokade patienter. Ingen känner våra kunder bättre än hon och hennes lättsamma reflektioner skingrar det gråkalla och får mig att fokusera på uppgiften. Det är bara att inta expeditionen, knäppa igång datorn och invänta dess välkända klarsignal.

Annlouise Modig är namnet som står överst på dagens lista. Hon är 60 år och har själv valt att pensionera sig några år i förtid. Hon och maken har tillsammans god ekonomi och klarar gott sin vardag. Det hon söker för är knäna, som har börjat ta emot, framförallt när hon pysslar i den älskade trädgården. Det oroar henne mindre att hon sedan flera år har smärtsamma känningar i höger tumme och ibland i handleden. Under några nätter har hon nu också sovit dåligt eftersom vänster höft smärtar när hon ligger på den sidan. Det är ett nytillkommet problem. När jag nu undersöker Annlouise rör hon sig helt smärtfritt. Flera av hennes fingrar är typiskt knotiga och hela hon signalerar smärta när jag klämmer över tummens första led mot handloven. Också i fötterna har hon tydliga fynd med knotiga och stela stortår som smärtar när jag vinklar dem uppåt. Tydligare än så kan inte den tidiga artrosen vara och som jag redan har förmodat så har hon också helt normala värden i sina blod- och urinprov. Det finns ingen större medicinsk anledning att beställa en röntgen av hennes knäled, men för att låta henne känna sig väl undersökt så låter jag henne förstå att sjukhuset kommer att kalla henne för en sådan undersökning.

Det här är ett okomplicerat ärende och jag kan redan nu börja avrunda konsultationen. Ett bra avslut är att berömma patienten för att hon är så fysiskt aktiv. Vad gäller läkemedel så skall hon ta smärtstillande och eventuellt inflammationsdämpande preparat bara när värken är extra besvärlig. Det är snarast olämpligt att hon tar dem kontinuerligt eftersom de inte har någon läkande verkan. Det är för övrigt skönt att jag inte behöver skriva ett läkarintyg till sjukkassan. Hon är ju pensionär. Tänk vad många minuter jag annars brukar behöva för det intyget, och det alltid i sista stund innan det är dags för nästa patient. När sedan fru Modig med ett förtjusande leende stänger mottagningsdörren efter sig, kan jag inte låta bli att le för mig själv. Det hade inte varit behövligt att anlita en reumatolog i ett solklart fall som hennes. Hon har inget större fysiskt handikapp och hon är trygg och socialt väl förankrad. Utan tvekan medförde besöket en onödig belastning av sjukhuset, men jag och fru Modig har haft en fin stund tillsammans, till glädje för oss båda.

Många av mina patienter är redan sjukskrivna när de första gången kommer hit. Då är det alltid tre parter, som är intresserade av specialistutlåtandet som jag skall stå för. Det är naturligtvis patienten själv och dennes husläkare och den tredje parten är patientens handläggare på den mäktiga Försäkringskassan. Den myndigheten har verkligen blivit på hugget och som jag så ofta tänker för mig själv, ett plågoris i arbetet. Det vanliga är att patienterna kommer till reumatologens mottagning först efter många besök hos andra läkare. Men det händer att folk med stort ego insisterar och lyckas med att redan tidigt få en remiss till sjukhuset. Om det bara är till fördel finns det ännu ingen systematiserad kunskap om, men själv tycker jag mig se en del fördelar. Först och främst är det lättare att analysera ett halvt års lidande jämfört med en mångårig sjukhistoria. Men, framförallt är de nyinsjuknade inte lika uppgivna. De brukar på ett helt annat sätt ta till sig och kommentera mina förklaringsmodeller. De diskuterar gärna alternativa förhållningssätt och egna insatser för att lindra eländet. Värst är det att få ta emot patienter som har varit arbetsoförmögna över riktigt långa tidsperioder som fem år eller längre. De flesta av dem sitter fast i ett smärtsamt ställningskrig med Försäkringskassan.

Trots det kulna vädret har dagens arbete börjat på ett bra sätt. Vad nästa patient heter kan jag läsa på den glimriga skärmen som står alldeles framför mig på bordet och den är i sin tur kopplad till den surrande boxen under bordet. Skärmtexten säger mig att nästa patient heter Reza Hasighom. Personnumret skvallrar om att det är en mansperson på 60 år. I väntrummet sitter också en drygt medelålders man med gråsprängt, vågigt hår och mörkare i hyn än de andra två som också sitter där. Och mycket riktigt, när jag ropar upp namnet reser sig den lätt överviktige mannen upp. Han gör det med viss möda och först efter några steg blir han bekväm i sina rörelser. På undersökningsrummet kan jag sedan se att han grinar illa när han tar av sig skjortan inför den kroppsliga undersökningen. Axlarna är styva och onda och händerna arbetar valhänt och långsamt när han knäpper upp knapparna till skjortan. Fingrarna är stela. Han kan knyta handen fullt, men att sträcka ut till raka fingrar går inte alls. I övrigt tycks kroppsundersökningen inte ge någon ytterligare information. Blodproverna som sjukhusets laboratorium tog tidigare på morgonen är i stort sett normala. Visserligen är hans blodsocker aningen högt, men i remissen står det ju att han har diabetes.

Reza Hasighom kom till Sverige för 15 år sedan. Efter bara något år fick han ett ingenjörsjobb och har sedan dess levt ett lugnt liv tillsammans med hustru och snart vuxna barn.

– Skönt att vi har så lätt att komma överens.

Undersökningen flöt komplikationsfritt och det var lätt att prata med honom. Det känns att vi förstår varandra och jag har snabbt fått en klar bild av hans sjukdomstillstånd. Hans största problem är stelheten och olustkänslan i händerna och de besvären har smugit sig på successivt under några års tid. Jag har fått den information som jag behöver och är klar med min diagnos.

– Stelheten som du har i händerna och axlarna är ett ganska vanligt följdtillstånd till en långvarig diabetessjukdom. Du har haft den sjukdomen i fem år.

Det var ett ganska tufft besked, men mannen som sitter framför mig ser ut att ta emot informationen med fattning. Vi reser oss båda upp, räcker varandra handen och han tackar vänligt och respektfullt innan vi skiljs åt. Jag tror att han har fått en förklaring som han kan acceptera, men visst hade vi båda önskat att vetenskapen hade kommit längre på området och att jag hade kunnat erbjuda en verklig behandling. Enkla värktabletter och ett handträningsprogram är det enda som jag kunde förmedla till en man som håller på att tappa sin yrkesskicklighet. Jag hade velat erbjuda mycket mer till en elingenjör, som servar och reparerar komplicerade tekniska apparater. Det jobbet kräver stor fingerfärdighet, något som hans stela och okänsliga händer håller på att mista.

Nu när det är tomt på rummet passar jag på att vädra med öppet fönster för några sekunder. Ännu så länge håller jag tidtabellen och har t.o.m. lite tid tillgodo. Tänk vad skönt det är att för en stund få vara för sig själv och se ut genom fönstret mot den nu så klarblå himlen, samtidigt som jag behagfullt sträcker på ryggen och flätar samman händerna bakom nacken. Arbetet har verkligen förändrats sedan jag på 1970-talet gjorde mina första lärospån i branschen. Jag minns hur förlägen jag kände mig när det flera gånger hände att äldre människor efter avslutad konsultation gick baklänges ut ur rummet allt under ett underdånigt nigande och bockande. Så är det inte idag och skönast är det med patienter som Reza Hasighom, som det går att sakligt resonera med. Det är alltid bäst med raka resonemang, om diagnosers rimlighet och om för och nackdelar med olika behandlingar. Men dagens tidsanda har också avigsidor, t.ex. att till synes helt vanliga människor utan betänkligheter framför kritik mot mig och min yrkesutövning. Visst förekom det också på den gamla tiden att missnöjda patienter bytte från en läkare till en annan, men det brukade då ske på ett diskret sätt. Idag är det annorlunda och inte helt sällsynt med ett öppet hot om att vända sig till en annan specialist, om vederbörande patient inte får som hen vill. Det kan räcka med att jag inte skriver ut recept på penicillin för en vanlig förkylning. Nu är det emellertid dags att stänga fönstret och ta sig an nästa kund.

Innan jag går ut i väntrummet för att kalla på nästa patient, hör det till ordningen att jag läser vad den remitterande läkaren har skrivit i sin remiss. Texten om 71 åriga Lisa Källberg från servicehuset Grangården låter inte alls bra. Jag skall få träffa en före detta alkoholist, som i perioder också har haft tung psykiatrisk behandling för självmordsförsök och djupa depressioner. Hennes läkare vill nu att en reumatolog skall bedöma varför hon har så mycket värk i händerna. Hennes fingrar har sett svullna ut och "sänkan" har varit alldeles för hög.

Lite onda aningar har jag nog när jag nu ropar upp hennes namn i väntrummet. Men någonting är fel! Hon som reser sig upp motsvarade inte alls mina farhågor. Hon är alldeles för ung, är snyggt klädd och ser trevlig ut. Fast nu vänder hon sig om och hjälper en tunn liten kvinna upp från stolen intill. Tillsammans går de arm i arm åt mitt håll, allt medan jag håller upp dörren till kontoret. Vi tar varandra i hand alla tre. Den unga kvinnan presenter sig som Monika Andersson och dotter till den äldre Lisa Källberg. Lisa ser lugn ut med ett ansikte som en förväntansfull småflicka. Men, redan efter några ord förstår jag att hon har svårt för att reda ut varför hon är hos doktorn. Och mycket riktigt, dottern bekräftar att mamma har minnessvårigheter. Hon kan helt enkelt inte svara på mer komplicerade frågor. Det bli dottern som får berätta och sedan får jag komplettera med några korta och kanske ledande frågor till den egentliga patienten d.v.s. mamman Lisa Källberg. Samtalet blir trots allt förvånansvärt informativt och bilden som tonar fram är att modern plågas av smärtsamma domningar i sina händer, fötter och underben. Jag såg redan när mor och dotters gick i korridoren hur mammans fötter inte riktigt kom överens med golvet och att balansen var dålig. När hon sedan satt i undersökningsrummet gjorde hon till synes omedvetet och ganska så ofta, små, slängiga rörelser med huvudet. Dessutom ger hon intryck av att vara starkt avmagrad, vilket passar med dotterns oro över moderns dåliga aptit och långsamma viktfall. När jag nu kroppsundersöker henne kan jag inte se några större fel på hennes leder. Musklerna är tunna men damen är också liten och lätt. Nej, det som tydligt framkommer är att hon har en starkt nedsatt förmåga att känna av när jag försiktigt sticker henne med en trubbig trästicka över händerna och på benen nedanför knäna. Det talar om för mig att hennes känselnerver är skadade och fungerar dåligt och den medicinska termen för detta är *Polyneuropati*. Om det råder det ingen tvekan och det är också förklaringen till patientens smärtsamma domningar. Dottern förstår uppenbarligen vad jag menar och tycks acceptera min diagnos. Lisa själv, däremot, har inte förstått något. Det syns tydligt på hennes obekymrat glada ögon. Dottern som helt klart är en klok person och som så engagerat för moderns talan undrar nu vad det är som kan ha orsakat nervskadan. Tyvärr kan jag inte lämna det precisa svar som jag skulle önska. De mest välbekanta orsakerna brukar vara brist på ett vitamin och/eller ett långvarigt alkoholmissbruk. Jag har emellertid redan konstaterat att moderns blodprov avseende vitaminet är bra och vad gällde alkoholen så känner jag henne för dåligt för att kunna bedöma den saken. Hennes alkoholmissbruk ligger för övrigt långt tillbaks i tiden. När det gäller gamla människor, brukar man dessutom sällan hitta en specifik orsak till nervskadan. När det sen kommer till hennes slängiga huvudrörelser och hennes successiva avmagring så är det inget av detta som hennes husläkare har bett sjukhuset och mig att uttala oss om. Fynden har emellertid väckt en del tankar i mitt huvud som jag inte kan låta bli att ta upp med Lisa Källbergs dotter. De ofrivilliga huvudrörelserna kan vara en biverkan av långvarig medicinering med psykofarmaka och jag uppmanar därför dottern att ta upp den diskussionen med moderns husläkare. Inte heller kan jag låta bli att kort resonera kring Lisas viktnedgång. Man måste absolut se över hennes tänder. Hon sa ju själv att hon hade svårt att tugga. Det finns säkert fler överväganden att göra men jag ställer mig tveksam till att utsätta en lätt demenssjuk och åldrad människa för mer komplicerade undersökningar. Det är högst sannolikt att hon skulle uppleva procedurer som röntgen, ultraljud, skopier (fiberoptiska undersökningar av magsäck och tarmar) m.m. som mycket skrämmande övergrepp.

Lunch

Så är det äntligen lunch och jag kan konstatera att ingen av förmiddagens patienter har vållat mig några större problem. Det är inte alltid som det går så komplikationsfritt men idag kan jag verkligen unna mig en oavkortad rast för mat och avkoppling. Jag tillhör dem som alltid går till matsalen. Det kräver inga förberedelser och är ren och skär vila och något som en matlåda inte kan matcha. Det blir dessutom alldeles för intimt att sitta i personalrummet och vänta på sin tur att mikrovärma maten. För övrigt ligger den lokalen vägg i vägg med mitt undersökningsrum och arbetet, som jag verkligen behöver komma ifrån för en stund.

I matsalen vet jag aldrig på förhand vilka som kommer att sitta vid samma bord som jag, och samtalen kan handla om allt mellan himmel och jord. I den miljön är det lätt att släppa lös hjärnan, ungefär som när jag kopplar loss vår hund på fältet hemmavid. Samtidigt och det är måhända motsägelsefullt, kan man kontakta kollegor för snabba konsultationer i besvärliga kliniska frågor, som händelsevis ligger och maler i bakhuvudet.
Restaurangen är öppen och ljus med en befriande utsikt över havet. Den här gången är jag här på ett irreguljärt besök. Som senior och extra inkallad tycker jag att det tar emot att sätta mig vid läkarbordet, d.v.s. det "inofficiella" och därmed väljer jag bort de livliga diskussionerna. Jag tycker inte om uppmärksamheten som jag väcker med mitt överraskande uppdykande. Det känns inte kul att behöva hälsa på nya ansikten och inför alla förklara omständigheterna. Jag sätter mig istället vid ett bord i ett lugnare hörn.
Som vikarie innebär en arbetsdag på mottagningen bara nya bekantskaper. Nästan aldrig möter jag någon av mina gamla

patienter, som jag känner sen tidigare. Nej min uppgift är istället att beta av väntelistan, dvs. ta hand om så många som möjligt av de lågt prioriterade fallen, som ofta har fått vänta månadsvis på sin tur. Vanligen kan man redan från remisstexten ana att det inte rör sig om verkligt intressanta reumatiska åkommor. Det brukar istället handla om andra tillstånd som tillhör den brokiga skaran av kronisk värk i rörelseorganen. Dessa KV-patienter är många och dem överlåter man gärna till tillfälliga vikarier, medan de ordinarie specialisterna främst arbetar med de genuint reumatiska sjukdomarna, som är immundrivna inflammationer i bindväv och finmaskiga blodkärl.

Den ugnskokta torsken med maskinskalad potatis och pepparrotsås är som vanligt lite torr och fadd i smaken men går ändå ned utan problem. Kvar finns nu bara några överkokta knippen av broccoli som jag lämnar, för nu är det kaffet som väntar. Det har föga överraskande stått alltför lång tid i kannan och smakar beskt, men inte så mycket att det stör. Kanske var det torsken som fick mig att minnas Nordnorge och Tromsö? Nu sitter jag i alla fall och minns tillbaks till vintermånaden när jag för några år sen vikarierade som reumatolog på universitetssjukhus långt där uppe i norr. Också den gången var jag den tillfällige vikarien, som fick ta hand om patientfallen längst ned på deras väntelista. Det var verkligen en surrealistisk upplevelse att i januarimörkret få möta människor, som kom med sin värk från olika platser ovan polcirkeln. Inte så få av dem hade först rest med passbåt från någon ö ute i Nordatlanten. Därefter med ett lokalt flygplan till närmsta stad för att sedan fortsätta med inrikesflyget till Tromsö. Från flygplatsen kom de till sist med taxi och allt detta bara för träffa mig som specialist under en timmes tid. I nästan alla fall var det den lokala försäkringskassan som hade begärt en specialistbedömning. Flertalet av dem hade redan av sin hemortsläkare fått diagnosen fibromyalgi och i de flesta fallen hade jag bara att bekräfta kollegans bedömning. Till uppgiften hörde också att som specialist uttala sig om deras s.k. restarbetsförmåga.

Veckorna i Tromsö satte djupa spår. Jag fylldes av ödmjuk förundran över att folk är så lika oavsett var de kommer ifrån. Patienterna som jag såg kunde lika gärna ha kommit från grannkommunen hemmavid. Klädsel, gester och frågeställningar var desamma. En kvinna i 40-årsåldern minns jag särskilt väl. Först hade hon kört egen bil norr ut på nordkalotten längs gränsen mot Ryssland i många mil. Därefter hade hon flugit från den längst upp belägna staden Kirkenes till Tromsö för besöket på universitetssjukhuset. När hon sen satt framför mig mötte jag en ovanligt gladlynt men i övrigt alldeles vanlig kvinna. Hon hade för visso varit på Kanarieöarna betydligt fler gånger än jag.

– Men oj, här sitter jag med tömd kaffemugg och väggklockan närmar sig ett. Det är dags att återgå till mottagningen.

Flera kollegor och andra f.d. arbetskamrater nickar igenkännande när jag går förbi men det finns inte tid för något större ordbyte. Lunchpausen var vederkvickande och jag är i god form och klar för eftermiddagens pass. På vägen genom korridorerna tänker jag att jag ännu är nyfiken men inte lika mån om prestigen som i yngre dagar. Jag tror bestämt att jag lyssnar med större tålamod och är bättre på att hålla tillbaka min iver att argumentera. Numera är det inget som ger mig större välbehag än att någon gång ibland få höra att jag är en god lyssnare.

Min nästa patient Torsten Bråvik är enligt remissen 46 år gammal. Han har haft psoriasis sedan många år och har nu också fått ont i lederna. I övrigt är han frisk och arbetsför. Psoriasis är en vanlig hudsjukdom. Ja, den är vanligare än vad man kanske tror, eftersom de allra flesta som har sjukdomen klarar sig hyggligt och vi som är runt omkring ser inte alltid deras hudbesvär. På en specialistmottagning för reumatiska sjukdomar får man emellertid ta emot många patienter med den diagnosen. Den enkla förklaringen är att dessa människor oftare än andra har inflammationer i och omkring sina leder.

Första intrycket av Bråvik från väntrummet och den korta korridoren in i undersökningsrummet ger mig inga ledtrådar. Han rör sig obehindrat och hans handslag vid hälsningen är kraftfullt och utan rädsla. Han har heller inga svårigheter med att komma igång med sin berättelse, tvärtom är han ogenerad och saklig i sin framställning. I drygt ett år har han i perioder varit irriterande stel och öm i kroppen. Det kan sitta var som helst, som i nacke, skuldror, händer, höftpartier eller knäna. Inte ens fötterna är förskonade. Morgonen är värst. Han vaknar aldrig utsövd och när det är dags att stiga upp är han så stel och öm att han måste rulla ut ur slafen. På dagarna gäller det att hålla sig i rörelse, att inte bli fast för länge i ett arbetspass t.ex. framför datorn. Sitter han länge, kommer värken och det smärtar sedan när han reser sig upp. Det är som sagt skönt att hålla igång, men tar han i för hårt kan det bli problem. Härom dagen hade han sågat ned ett träd på landet. Den kvällen och efterföljande natt hade det värkt våldsamt i höger axel. Så långt är han klar och tydlig i sin framställning, men han avslutar sin utläggning med ett konstaterande eller är det kanske bara en reflexion: "Värken debuterade kort tid efter det att jag hade slutat att röka!"

Det är dags att jag kroppsundersöker honom och på min uppmaning klär han av sig kläderna snabbt och smärtfritt. Inledningsvis gör jag en systematisk granskning av mannens leder och noterar att han är öm över flera knogar. Det är ett observandum, men av osäker betydelse, eftersom själva fingrarna inte är svullna och hans knytförmåga är normal.

I handflatorna har han på bägge sidor en oregelbunden fläck med torr och narig hud, något som jag känner igen som en speciell variant av psoriasis, kallad *Palmoplantarpustulos.*

Det finns ingenting att anmärka på mannens övriga extremitets-leder eller på hans fötter. Först mot slutet av undersökningen när jag har kommit till bålen och bröstkorgen gör jag ytterligare ett vägledande fynd. Han reagerar med smärta när jag försiktigt trycker med mina fingrar över leden som håller ihop de två översta delarna av hans bröstben. Där finns en knappt märkbar svullnad, men min patient har klart och tydligt sagt ifrån att det ömmade.

De samlade fynden är inte stora och mannens blodprov är rakt igenom normala. Ändå känner jag mig tillräckligt övertygad för att skriva hans diagnos till *Proriasisartrit.* Jag har nämligen upp-fattat ytterligare en intressant ledtråd. I sin berättelse nämnde mannen att han för något år sedan hade gått med en svullen, värkande tå på ena foten under drygt en månads tid. Den hade sett ut som en "prinskorv". Jag log då för mig själv och för en kort sekund tänkte jag på min egen studietid, för om det var något som vi studenter kom ihåg från lektionerna om inflammerade leder så var det just de där "korvarna". Jag har alltså fastställt diagnosen och konstaterat att det föreligger en inflammatorisk ledsjukdom. Det kräver i sin tur ett ställningstagande till eventuell behandling med anti-inflammatoriska läkemedel. Bråvik har utan tvivel varit plågad i närmare ett års tid och det i sådan grad att han har haft svårigheter i sin vardag. Han är visserligen inte sjukskriven, men marginalerna har krympt och om han förblir obehandlad så är hans framtidsutsikter illavarslande. Bedömningen känns riktig och jag tvekar inte att rekommendera ett behandlingsförsök. Bra att min patient tar beskedet så lugnt och sakligt. Han har fått sina recept och lyssnade uppmärksamt på den muntliga information som jag gav honom. Det är en bra början men han ska också innan han går få våra stenciler om hur medicineringen ska inledas och sedan följas upp. Han måste också få höra att rökning är en riskfaktor för att få artrit, och en negativ faktor för utvecklingen av psoriasis i huden. Jag förstår att det var en ominös upplevelse för Bråvik att värken debuterade i anslutning till att han hade bestämt sig för att sluta röka. Det var emellertid ett slumpartat sammanträffande som inte hade någonting med hans värk att göra. Innan Bråvik får gå härifrån måste han också förstå min behandlingsplan. Medicineringen med det nya läkemedlet behöver pågå ett halvår och under den tiden måste han lämna återkommande blod- och urinprov för att kontrollera att allt går bra. Det blir en grannlaga uppgift att utvärdera resultatet.

Varken blodprover, röntgen eller nya läkarundersökningar är lämpade för det eftersom de alla är normala eller nästan normala, redan före insatt behandling. Det är bara Bråvik själv som kan avgöra om smärtan och värken avtar. Det som han upplever under behandlingens gång och sedan rapportera till mig blir den enda verkliga bedömningsgrunden. Med det som underlag måste vi båda tillsammans fatta beslut om eventuell fortsättning. Att fortsätta efter det första halvåret är ett ansvarsfyllt steg, för det är trotts allt ett receptbelagt läkemedel med kraftfulla effekter.

Fikastund

På 1970-talet, började ingen sjukhusläkare sin mottagning förrän tidigast klockan 11.00. Normen var att man först gick sina ronder till klinikens sängliggande patienter. Det var processioner som skred fram från sal till sal och efteråt avnjöt man förmiddagskaffet med ost och fralla. Det var dagens höjdpunkt med överläkaren i kretsen av underläkare och sköterskor runt det lilla bordet framför fönstret i avdelningens kök. Numera är jobbet mer ensamt. Att ha patientmottagning hela dagen från 8.00– 15.30 hör till det vanliga. Det finns ingen schemalagd eftermiddagspaus för kaffe, men bra dagar med bra patienter och om man själv är i form och arbetar undan, kan det bli en liten lucka för koffeinet. Oftast blir det bara en mugg i handen och omedelbar återgång till datorn. Det går ju bra att läppja på den heta drycken samtidigt som man läser in sig på nästkommande patient. Den här eftermiddagen har startat bra och jag kan ta en kort paus. Inte helt oväntat så sitter ingen i personalrummet, men kaffebryggaren är välfylld och jag kan utan problem hälla upp en mugg med den färskbryggda, svarta drycken. Sedan gäller det att utan att bränna sig återvända med muggen direkt till arbetsrummet. Fötterna med tofflorna på hamnar tanklöst på hurtsen vid sidan av skrivbordet samtidigt som mina blickar vandrar ut genom fönstret. Kaffet som nu har svalnat smakar gott och jag läser på skärmen om min nästa patient. "Fibromyalgi?" står det på Pia Torstenssons remiss. Det är naturligtvis en kvinna, för så brukar det vara när den diagnosen kommer på tal. Hon är 53 år och har enligt remissen varit mer eller mindre arbetsoförmögen i 5 år. Det är en lång tid och Försäkringskassan och Arbetsförmedlingen har säkerligen utsatt henne för allehanda rehabiliteringsåtgärder, men uppenbarligen utan bestående resultat. Jag gissar att fru Torstenssons primärvårdsläkare till sist har känt sig tvungen att konsultera reumatologisk expertis för att stärka sin auktoritet i den fortsatta kommunikationen med Kassans handläggare. Det är inte ovanligt att KV-patienter får flera olika diagnoser. En förklaring är att de möter så många olika läkare. Många diagnoser och läkarintyg skrivs dessutom på grundval av ett enda möte mellan läkare och patient i situationer som inte så sällan störs av irrationella faktorer, som t.ex. tidsnöd eller språkförbistring, för att bara nämna några.

Nu är det dags att ropa in Pia Torstensson, dagens första patient med förhandsdiagnos *fibromyalgi?* Hon som kommer emot mig är lite rundlagd och tycks vara en godmodig person. Hon har lätt för att prata för sig och tillsammans strukturerar vi snabbt upp hennes berättelse. Hon började arbeta redan som barn. Hennes far hade en bensinstation och det var där hon började. Efter grundskolan arbetade hon flera år i ett storkök och bytte sedan till en större tvättinrättning. Där trivdes hon bra och avancerade efter några år till assisterande lagerchef. De första tio åren var okej, men så började hon få rörelsesmärtor i höger axel och värk i nacken på nätterna. Först blev det korta sjukskrivningsperioder, men efter något år gick det inte längre. Via sin distriktsläkare fick hon pröva olika smärtstillande läkemedel och på försök fick hon också medicinera mot depression. Sjukgymnaster och naprapater kunde inte förändra situationen och under en kort period övervägde en ortoped att operera hennes axel, men avstod i slutänden för att han var osäker om resultatet. Ungefär samtidigt hade man upptäckt att hon hade åldersdiabetes. Överviktig har hon alltid varit, men när hon 2010 vägde 125 kg med en kroppslängd på 160 cm blev hon accepterad för en bukoperation s.k. gastrointestinal bypass. Det var en radikal åtgärd för att komma åt hennes fetma. Effekten blev också dramatisk. Hon gick ned 45 kg under en sexmånadersperiod och har sedan legat stabilt på en jämn nivå. Kroppen är lättare att bära och största vinsten blev att hon inte längre behöver ta tabletter och insulin för sin diabetes. Däremot är såväl hon och hennes läkare besvikna över att hennes plågor av värk och stelhet inte minskade. Nu när jag kroppsundersöker henne ser jag framför mig en måttlig överviktig medelålders kvinna som står på golvet med kraftig svank i ländryggen och onormalt översträckta knän. Samma typ av överrörlighet finns också, trots 53 års ålder, i hennes fingerleder och fötter, som är barnsligt mjuka. I övrigt gör jag inga anmärkningsvärda fynd och hennes blod- och urinproverna är som väntat normala. Det har de alltid varit vid tidigare kontroller på hennes vårdcentral. Jag skriver följande tre diagnoser i mitt utlåtande: "Generaliserad Artros, Hypermobilitetssyndrom och Överbelastningstillstånd."

Hon skickades till oss under rubriken Fibromyalgi, en diagnos som på flera sätt är korrekt, men jag menar att min nomenklatur är mer informativ om grundläggande sakförhållanden. Den gör hennes smärttillstånd mer begripligt. Hon har arbetat tungt och samvetsgrant så länge som hennes kropp levde upp till kraven. Det hon och för övrigt ingen annan heller, har tänkt på är att hon som ung vuxen tillhörde en särskild grupp av människor, som är mjukare och rörligare i sina ledband än vad som ligger inom normalvariationen. Det finns hyllmeter av facklitteratur som beskriver dessa människors karaktäristiska egenskaper och inte minst att de löper extra stor risk att redan i tidig vuxen ålder drabbas av belastningsrelaterade skador och kronisk värk. Tyvärr är den kunskapen delvis bortglömd. Under mina många år som läkare har jag deltagit i otaliga kurser och utbildningar inom de mest skilda ämnesområden, men aldrig om "hypermobila leder". Ingen av institutionerna för reumatologi eller ortopedi vid de svenska universitetsklinikerna har kunnat skryta med att de hade särskild kompetens på det området. Diagnosen har lågt vetenskapligt status, och ändå finns den med som diagnos och med alldeles egen kod i Världshälsoorganisationens (WHO:s) diagnoslista (ICD-10). I mitt vardagliga arbete har jag sett många med den typen av ledproblem, men distinktionen mellan normalt och överrörligt är subjektiv och det gäller att inte överanvända diagnosen. Också en docent i reumatologi måste värna sitt rykte. Jag är inte övertygad om att Försäkringskassan och Arbetsförmedlingen kommer att jubla över att jag som specialist nu introducerar ytterligare en ny diagnos till Pia Torstensson redan långa lista. Termen fibromyalgi brukar framkalla olustiga känslor hos kollegor. Det är enligt definitionen bara en etikett på ett kroniskt smärttillstånd, som har uppstått utan att man vet varför. En person, som utan annan förklaring har smärtor och värk i rörelserelaterade kroppsdelar, på båda sidor om medellinjen, såväl ovan som nedom midjan, är kvalificerad för begreppet. Enligt den fria encyklopedin, Wikipedia, uppfyller 2-4% av vuxna svenskar de kriterierna och av dem är merparten kvinnor. Jag är inte entusiastisk för diagnosen och den uppfattningen delar jag som sagts med många kollegor och patienter. Fibromyalgi säger ingenting om förhistorien och varför tillståndet har uppstått. Det är kanske därför som diagnosen så ofta inbjuder såväl patienter som vårdare till uppgivenhet. Men inte alltid, för det finns KV-patienter, som har blivit ifrågasatta år efter år, och som just därför kan uppleva stor befrielse när en välrenommerad specialist med stöd av sin auktoritet bekräftar diagnosen och ger plågorna ett namn.

Nu återstår bara den besvärliga delen av fallet Pia Torstensson. Det är hur jag skall besvara Försäkringskassans jobbiga fråga om hennes s.k. "restarbetsförmåga och rehabiliteringspotential". Det är så de formulerar sig numera. Handläggaren behöver vetskap om vad fru Torstensson kan, respektive inte kan utföra på en arbetsmarknad. Att det råder hård konkurrens om de få jobben som finns, är ett andrahandsproblem för Kassan. Den rådande ideologin som styr handläggarnas arbete stipulerar att ett lönebidragsjobb, om än bara för några timmar i veckan (mer om det längre fram), är bättre än att fortsatt låta någon gå helt sjukskriven och sysslolös. Så vad har jag nu noterat i min journalanteckning om Pia Torstenssons vardag?

"Jo, hon lever ett stillsamt vardagsliv tillsammans med en jämnårig ännu arbetande make och det finns inga kvarvarande barn hemma. På nätterna vaknar hon besvärande ofta med värk i axlar eller någon annanstans och måste titt som tätt byta läge i sängen, eller rent av sätta sig upp en stund. Väl på morgonen är hon stel och olustig och det brukar ta en timme vid frukostbordet med kaffe och tidningen, innan hon är tillräckligt uppmjukad för att kunna klä sig. Det lättare hushållsarbetet klarar hon av, men det går långsamt, är smärtsamt och gör henne trött. Bara korta stunder kan hon stå vid diskbänken innan ryggen säger ifrån och värken över höfterna tvingar henne att röra på sig eller sitta ned på en stol. För att bädda rent i sängarna måste hon sitta ned upprepade gånger och efteråt måste hon inta soffan eller vila ovanpå sängen. Helst undviker hon att dammsuga, sköta den lilla familjetvätten, eller ta sig till den närliggande livsmedelsbutiken. Gör hon något sådant på förmiddagen, behöver hon hela eftermiddagen för vila. Det är också en alldeles särskild sorg att fingrarna numera är så stela och ömma att de tillsammans med nacken gör det omöjligt för henne att brodera och virka."

Försäkringskassan får den här informationen i ett separat brev, men jag är långt ifrån säker att handläggare på Kassan låter sig nöjas. Själv tycker jag att jag har uttryckt mig tydligt, men jag är luttrad från tidigare brevväxling med myndigheten.

Trista tankar skall man lägga ifrån sig. De hämmar annars bara arbetet. Datorn säger mig nu att endast ett namn återstår av dagens mottagningslista. Jan Vadmansson är 56 år och självaste Försäkringskassan har remitterat honom för reumatologisk specialistbedömning. Deras handläggare har tydligen arbetat med hans ärende sedan många år och det förvånar mig att de inte har skickat honom långt tidigare. Jag konstaterade redan vid morgonens genomgång att sjukhuset inte har några tidigare journaluppgifter om honom. På remissen står det att den aktuella diagnosen är *Palindrom artrit* men ingenting mer. Det är i mitt tycke ovanligt mager information inför mötet med en ny patient. Fast situationen är inte särskilt bekymmersam eftersom patienten finns här och därmed den viktigaste informations-källan. Han kommer alldeles strax sitta på stolen vid sidan av mitt skrivbord. Det gäller bara att lyssna och låta mannen berätta. Först efteråt skall jag fråga om vi får rekvirera hans journalhandlingar från eventuella andra vårdgivare. Diagnosen palindrom artrit, är naturligtvis inte ny för mig. Det är en klinisk beskrivning av ledinflammationer som uppträder irrationellt och episodiskt. Vanligen varar ett sådant tillslag av smärta och värk från ett till tre dygn. I de typiska fallen klingar attacken av, för att sedan oförklarligt och utan förvarning kunna dyka upp vid senare tillfällen i olika ledlokaler.

Mannen som jag nu har ropat in från väntrummet väcker min nyfikenhet. Han är vardagselegant klädd och för sig som en världsvan storstadsmänniska. Det är behagligt och lätt att prata med honom och han har nära nog full kontroll över sina känsloyttringar. Det var bara under någon bråkdels sekund som jag kunde skymta en oro i hans ögon. För fem år sedan hade han blivit sjukskriven från en anställning som representant och säljare för ett större modeföretag. På den tiden hade han bott i en storstad, men efter en tid, mitt under pågående sjukskrivning, hade han och familjen köpt och flyttat till en villafastighet på landet i vår landsända. Där bor han och hustrun än idag fem mil från staden. Vadmansson har haft överraskande få kontakter med läkare. Egentligen har han bara konsulterat en privatpraktiserande reumatolog i Stockholm. Under senare år har han besökt vårdcentralen ett fåtal gånger där han nu bor, men då för mer vardagliga åkommor. Mina tidigare erfarenheter säger mig att det knappast lönar sig att begära in journalen från kollegan i Stockholm. Den måste vara gammal och är säkert handskriven. Det ser ut som att kroppsundersökningen som jag nu genomför inte kommer att ge några specifika fynd. Han är bara stiligt solbränd och ser riktigt välmående ut. Hans besvär debuterade redan under gymnasieåren. Alldagliga, lite impulsiva gymnastiska belastningar under lek eller gymnastiklektioner kunde efter några timmar utlösa smärtrektioner, som gjorde en arm eller ett ben obrukbart upp till ett dygns tid. Den skörheten har bestått sedan dess. Vad värre är och mer gåtfullt, så kan han få intensiv smärta över en led och det utan uppenbar anledning. Ofta kommer det på under natten och är som intensivast under morgontimmarna, för att i bästa fall klinga av sent samma eftermiddag. Ibland kan det hålla på flera dygn i streck. När attackerna slog till kunde han inte gå till skolan och när han blev äldre till jobbet. Det har alltid varit ett stort problem för honom och hans arbetsgivare att det aldrig hade gått att förutse när smärtan drabbar honom nästa gång. Under sådana dygn måste han ta starka värktabletter och är då olämplig som bilförare. Angreppen kan drabba vilken led som helst och kommer ibland så ofta som en till två gånger i veckan. När det sedan gäller hans arbetsförmåga så kan han hemmavid aldrig utföra de tyngre momenten i familjens hushållsarbete och arbete i trädgården går inte alls. Att t.ex. kratta löv utlöser ofelbart smärta och värk. Min patient håller på att bli klar med sin klädsel och jag har ännu några ögonblick för mig själv. Det här är verkligen ett knivigt fall! Något liknande med så lång historia av *palindrom artrit* har jag aldrig haft förr. Normalt sett brukar jag i rådande situation uppmana min patient att kontakta mottagningen för ett omedelbart läkarbesök samma dag som besvären slår till. Det är enda sättet att säkert kunna verifiera tillståndet. Det gäller då att handla snabbt, eftersom den flyktiga inflammationen kan vara utläkt redan nästa dag. Men den här mannen bor fem mil bort och måste ha chaufför för att ta sig till sjukhuset. Dessutom visade han ingen entusiasm för förslaget. Det är uppenbart att han inte har någon större tilltro till att jag och läkarvetenskapen kan göra några underverk. I mitt intyg till Försäkringskassan skriver jag samma diagnos, som han hade när han kom, men med ett mindre tillägg: "Palindrom artrit och Belastningsutlöst smärta". För att göra svaret fylligare skriver jag också ned en resumé av den information som patienten har gett mig, samt en redogörelse om den normala kroppsundersökningen och de normala provsvaren. Jag är väl inte precis nöjd med mitt remissvar, men vad annat kan jag åstadkomma. Jag känner ju inte patienten sen tidigare och vad kan Försäkringskassan då förvänta sig? Till mitt försvar anför jag att Vadmansson har levererat en övertygande beskrivning av sina besvär och presenterat dem nyanserat och med inlevelse som inte har klingat falskt. Jag har inte heller sett att han skulle ha haft verklig anledning till att överge ett till synes välordnat liv, för att starta om utan fast försörjning, isolerad på landet, i en helt annan landsända? Vad har han och hans familj haft att vinna på det?

Så var det klart, dagens sista patient har just gått ut genom dörren. Hjärnan är trött och koncentrationen inte på topp och det går trögt att i mikrofonen tala in det sista journaldiktatet. Ett sista klick på micken och jag kan andas ut och sträcka på nacke och axlar. Det är gott att halvligga, med mjukt gung i kontorsstolen med en skön känsla svepande genom kroppen från alla muskler som äntligen får slappna av på riktigt. Pausen får inte bli mer än några djupa andetag varvade med lika många välmående suckar. Redan det räcker. Efter den sista utandningen lockar det att kila ut i personalrummet för lite social samvaro. Kanske finns det ännu några kvar som inte är färdiga för dagen. Lite lättsamt prat skulle sitta bra, innan jag stänger ned datorn och lämnar mottagningen. Att det sen visar sig vara tomt och tyst i personalrummet bekommer mig inte alls. Det är till och med skönt med stiltjen. Jag skall bara njuta en kort vila i läsfåtöljen och bläddra lite grand i den där färggranna facktidskriften som ligger överst på soffbordet. Artikeln som kommer upp handlar om s.k. Multimodal Rehabilitering. Det är samlingsnamnet för mycket ambitiösa åtgärdsprogram, som innefattar olika former av medicinska insatser och fysisk träning tillsammans med psykologiska behandlingar och sociala strategier.

Allt för att komma åt kronisk smärta (8). Någon enstaka av mina gamla KV-patienter fick pröva ett sådant program. Det krävdes stort tålamod av dem, för det var många aktiviteter som fördelades över veckan, under minst sex månaders tid och ändå kunde de inte säkert räkna med att uppnå väsentliga resultat. Läsningen påminner mig om ett reportage som jag såg på TV och som handlade om en ung idrottsskadad svensk. Hon satsade i ett årslångt rehabiliteringsupplägg, med personliga tränare i ett klimatskönt Kalifornien eller var det i Australien, för att om möjligt återta sin plats i eliten. Skillnaden var påtaglig jämfört med hur vanliga yrkesskador hanteras. Idrottskvinnans motivation var exceptionellt stor och hon hade också den nödvändiga ekonomin. Långvariga smärttillstånd åtföljs ofta av nedstämdhet och ibland också av andra psykiska symptom, men i reportaget omnämndes inget sådant. Jag minns inte om någon idrotts-psykolog fanns med i hennes behandlingsstab. I de multimodala rehabiliteringsprogrammen är det emellertid en central komponent att en psykolog förmedlar kognitiv beteendeterapi under tre till fyra månaders tid.

Jag sitter här och suckar för mig själv vid jämförelsen med mina patienter och den grå vardagens alla sjukintyg och brev till kassa och arbetsförmedling.

Nej, nu har jag drömt mig bort för några ögonblick! För en hundradels sekund snurrar det till skallen när jag tittar upp och ser mig omkring. Solen står redan lågt och skuggorna från träden sträcker sig långt ut över asfalten utanför fönstret. Två ensamma bilar står kvar på parkeringen och förstärker intrycket av att det är sent. Glasögonen har som vanligt glidit ned några millimeter och min hand skjuter dem reflektoriskt upp mot näsroten. Det är definitivt dags att lämna kontoret, men först måste jag bara kolla av morgondagens bokningar. Det brukar gå snabbt att skrålla över skärmen och läsa namnen på nästa dags patienter.

– Men vadå, Bendek Kowalski född -49. Det är ju min granne från Klockargatan! Ska han komma i morgon kl. 10.00 efter förmiddagsfikat? Det var överraskande och något att fundera över!

Dags att släckta datorn, låsa dörren och gå hem.

Från nabo till patient

Tredje namnet på listan, Bendek Kowalski, är dagens första ny-komling. Att den mannen bor på en tvärgata till mig och att vi två är bekanta, kom som en överraskning för syster Stina i morse, när hon och jag gick igenom dagens program. Hon tittade upp lite förvånat för BK är en person som många i staden känner igen. Han är busschaufför i kommunens stadstrafik, men arbetar också extra som sjuktransportör för resor till och från sjukhuset. Jag förstod på Stinas undrande ögon att hon inte hade väntat att jag och BK skulle känna varandra och umgås privat. Han flyttade in i kvarteret för bara några månader sedan. Precis som jag är han hundägare och vi har under försommaren mötts flera gånger i samband med våra hundpromenader. Han har en cocker spaniel med öron som ständigt släpar i marken. Den är lika stor och lekfull som min terrier. Till att börja med handlade våra samtal främst om hundarna, men till min förvåning har vi lärt känna varandra riktigt ordentligt. BK är helt klart en person som inbjuder till fängslande dialog. Vi har redan fört många intressanta resonemang och t.o.m. vågat vara känslosamma. Under våra samtal har han låtit mig ana en lång karaktärs-danande vandring. Han växte upp i en patriarkalisk familj med borgerliga förtecken i det kommuniststyrda Polen. Redan i skolan började han upproriskt gå sin egen väg och bli en kritisk granskare av allt auktoritärt i samhället. Själv anser han sig vara familjens svarta får. Efter sin rebelliska ungdom kom han till Sverige. Här blev han ingenjör och kom till vår stads stora teknikföretag. Den fabriken är nu nedlagd och Bendek har bott här i 20 år. För mig är han ett grånat, medelålders lejon med familj, barn, hund och villa. Fysiskt är han av medellängd, lite satt och grov i sin kropp och säkert något överviktig. Han har mörkt, gråsprängt hår med en yvigt vildvuxen frisyr och en klädsel som inte bryr sig om detaljer. Min grannes rörelser är lite sävliga och mödosamma och under läppen har han ofta en prilla som på nära håll känns igen genom den sötaktiga doften. BK skrattar gärna och underfundigt. Mellan de lågmälda skratten är han en uppmärksam lyssnare och hänger utan svårigheter med också när jag pratar i metaforer. Vi gläds åt varandras funderingar och utvidgar gärna pratet med allehanda associationer och vardagsfilosofiska spörsmål. När jag nu läser hans namn för att kalla in honom från väntrummet känner jag anspänningen. BK är en bra granne, men vill jag verkligen se honom som patient? Hur kommer det att påverka vår spirande vänskap?

Klockan är 10.00 och BK sitter i väntrummet. Han har inte klätt upp sig för läkarbesöket utan sitter där i bussuniformen och läser morgonens upplaga av lokalbladet. Blaskan är som alltid på tisdagar tunn och extra mycket så i BK:s grova händer och kompakta figur. Ändå reser han sig snabbt och visar mig ett glatt leende när han sträcker fram handen för att hälsa. Efter varandra går vi sedan med jämna steg ned i korridoren och in på läkarexpeditionen. Våra inledande hälsningsfraser låter lite valhänt förlägna men han samlar sig snabbt och lämnar en saklig och väl strukturerad redogörelse om sina sjukdomar och aktuella hälsa. Han syns vara helt känsloneutral och jag förstår att det inte är första gången som han berättar sin historia i en situation som denna. Det känns nästan som om det var en kollega eller annan professionell vårdperson som avlägger rapporten. Helt klart är han påläst och kanske har han googlat på nätet, för annars skulle han inte uttrycka sig med sådan kunskap. I korthet berättar han om att han har ont av artrossjukdom från kroppens alla leder. Värken fragmenterar nattsömnen och han får aldrig vakna utvilad. På dagarna är det stelt och smärtsamt att komma igång och redan korta arbetspass är tröttande och kräver vilopauser. Blir pauserna för långa återkommer stelheten och efter mer belastade dagar blir kvälls- och nattsmärtan etter värre, som ett eko av dagens vedermödor. Hans redogörelse känns klockren och väl förenlig med artros. Men det stannar tydligen inte med det. För bara några år sedan hade BK drabbats av en stor magblödning och förlorade mycket blod. Blödningen var svårstoppad och han blev därför remitterad till universitets-sjukhuset för en utvidgad utredning. Det fastställdes då att han bar på en mild form av ärftlig hemofili (blödarsjuka) som inte är symptomgivande, annat än i extrema situationer. I det aktuella fallet ansåg man att blödningen hade utlöst av intensivt bruk av värktabletter. Man hade sagt att sjukdomen inte var något att oroa sig för. Det som krävdes var att han i fortsättningen låter bli att använda värktabletter av den inflammationshämmande sorten. Det var allt och specialisterna i Stockholm såg ingen anledning till att kalla honom för fler kontroller och återbesök. I händelse av att han skulle behöva använda smärtstillande läkemedel i framtiden hade han fått rådet att pröva tabletter med paracetamol eller svagare morfinpreparat. Dem kunde han ta utan risk för nya blödningar. Att sedan BK blir illamående och yr av morfin var ingenting som stockholmarna engagerade sig i. Den saken skulle han ta med sin husläkare hemmavid. Ett liknande svar hade han fått angående sin rädsla för paracetamol, som han sedan tidigare hade blivit rådd att bara bruka med stor försiktighet. Han har nämligen också en tredje sjukdom. Den känner han själv ingenting av, men blodprov har visat att han har en kronisk virusbetingad inflammation i levern. Det upptäcktes när han för flera år sedan hade sökt för sina onda leder. Inte heller leversjukdomen innebär någon omedelbar fara, men på längre sikt kan den skada honom allvarligt. Vardagskruxet med den ännu symptomfria levern är att alla läkare måste tänka sig för extra noga innan de skriver ut läkemedel till honom. I princip skall han undvika alla preparat som kan påverka organet negativt. För mindre än ett år sedan hade man från sjukhusets infektionsklinik gjort ett tappert försök att bota BK:s leversjukdom. Gång på gång, under många månaders tid var han på infektionskliniken och fick droppbehandling. Tyvärr var den terapin verkningslös. Den kroniska virusinfektionen finns kvar och nu har läkarna beslutat att avvakta en ny, som det heter, lovande behandling som är under utprövning i en stor internationell studie.

Bendeks berättelse flyter på disciplinerat och bra och jag behöver inte styra samtalet särdeles mycket. Det behövs bara en del kompletterande frågor. Tiden rinner emellertid iväg och väggklockan visar att timmen snart är slut. Vi kommer att dra över minst tio minuter. Det är dags att vi kommer till ett avslut. Mitt förslag är att vi träffas igen om en månad och fram till dess skall jag läsa in mig på sjukhusets alla journaler om BK samt skicka efter journalkopior från specialistkliniken i Stockholm.

– Skönt att han såg ut att godta min handlingsplan. Han hade i alla fall inga invändningar innan han lämnade rummet.

Det går överraskande lätt att diktera journalanteckningen om honom, fast den blir nog lång och tröttande för andra kollegor. Jag ligger efter tidsmässigt och någon sitter redan i väntrummet och tittar irriterat på klockan. Vederbörande får vackert vänta, för jag behöver just nu tid för några minuters reflexion. Varför hade BK begärt att få bli undersökt av en reumatolog? Han visste ju redan vad han hade för sjukdomar. Själv hade han sagt att han sökte en förklaring till varför i stort sätt samtliga leder, så tidigt i livet, var skadade av svår artros. Han som varken är en utsliten grovarbetare eller multiskadad idrottsman! Hans undringar är utan tvivel relevanta och jag förstår förvisso att han söker en trovärdig förklaring. Mannen har ju åtminstone fyra olika sjukdomstillstånd. Förutom lederna, levern och blodsjukdomen så är det också hans psoriasisutslag i huden. Bendek måste absolut ha läst i läkarböcker eller på nätet. Han visste att människor med blödarsjuka väldigt lätt får spontana blödningar i sina leder, vilket i sin tur kan ge upphov till svåra skador av artros. Han är inte dum BK, men han kan ju inte veta att det knappast gäller de lindriga formerna av hemofili. För att bättre kunna stå för det beskedet måste jag kontakta hans experter i Stockholm och få deras bekräftelse. Bendek vill också veta hur han skall medicinera. Finns det något att göra och vågar han för sin inflammerade levers skull använda några värktabletter alls? Frågorna är som sagt relevanta och kanske har han många fler? Det har åtminstone jag, och jag har fått en hel del att grubbla över.

Tysta grannar, glada skall

- Vem kan tro att vår hund Lukas redan är 10 år och att det är två år sedan vårt yngsta barn flyttade hemifrån?

Det är min fjärde hundpromenad för idag. Lukas sniffar på alla strategiskt belägna träd och stolpar lika uppmärksamt som om det vore första gången och hur många gånger har han inte redan pinkat under vår runda kring kvarteret. Kvällen är ljuvlig. Det är ännu varmt och ljust fast solen står lågt, skymd bakom trädkronorna. Marken ångar ännu efter regnskuren som föll innan vi gick ut. Kvällsdiset gör att jag måste vara extra uppmärksam på Lukas. Han går ju lös, utan koppel och det är många buskar som stör sikten. Visserligen är Lukas ingen jakthund och han sköter sig nästan alltid bra, men helt säker kan man aldrig vara. Ibland är vittringen av andra hundar alltför lockande och då händer det att han glömmer sitt avtal med husse och bara sticker iväg.

– Men hallå, nu sticker han! Lukas stanna, stanna – Lukas!

Nu gäller det att springa för där försvann han långt där borta bakom nästa krök. Jag hör skallet, nej förresten, det är två som skäller. Ett kommer definitivt från en glad och uppsluppen Lukas. Det andra låter också det bekant. Det är av lägre tonart och lite nasalt. Väl ute ur kurvan ser jag till min överraskning min granne BK och efter ytterligare några löpsteg, de två hundarna. Bendek står skrattande och iakttar två hundar som jagar varandra i snäva cirklar genom buskagen. Jag blir glad och jag ser att också BK ler glatt, men i nästa ögonblick slocknar vi båda förläget och sänker blickarna. Glädjen är plötsligt borta. Vi bara står där, tysta inför varandra. Samtidigt med besvikelsen drabbar mig också insikten: "Vårt möte i förra veckan på reumatologmottagningen!"

Vänskapen är blockerad, för genom ödets försorg har våra roller förändrats och lagt sordin på vår annars så spontana och bubblande gemenskap. Åtminstone jag är ledsen och besviken och känner mig skyldig till förändringen, samtidigt som jag vet att det inte är mitt fel. Är också han besviken eller rent av förbannad? Det skänker mig ingen lättnad att jag under mina år i yrket upplevt åtskilliga besvikna patienter. BK har varit mer än så, han har också varit en trivsam vän.

Vi går nu tysta längs stigen bakom våra uppspelta och glada hundar. Redan efter hundra meter känns det riktigt besvärande och det är ofrånkomligt att vi måste få lätta på känslorna. Jag måste i alla fall få någon vetskap om vad han tänker om sitt besök på sjukhuset. Försiktigt och mycket trevande närmar jag mig saken.

– Vad tyckte du egentligen? Fick du svar på dina frågor?

BK svarar fåordigt och tystlåtet och undviker all form av värdering. Orden blir märkbart tonlösa. Själv hör jag mig gång på gång poängtera.

– Det var ett första besök, som bara har gett mig en inledande bild. Jag behöver få tid att studera alla dina journaler, inklusive de från infektionskliniken och universitetssjukhuset i Stockholm. Först vid nästa besök kan jag ge dig ett definitivt besked.

Vi har nu promenerat i närmare en timmes tid. Hundarna har skött sig exemplariskt och hela tiden hållit sig i närhet av oss. De har säkert haft stort utbyte av varandra. Mer tveksamt är det för mig och BK. Vårt meningsutbyte självdog i brist på näring. Vi har i huvudsak gått tysta invid varandra och vårt enda muntliga utbyte har varit lakoniska fraser av banal vardaglig karaktär.

Återbesök

Dagljuset blir allt kortare och kanske är det mest därför som arbetsdagarna känns så långa. Så är det varje höst. När skymningen gör sig påmind på eftermiddagen är det inte ide´ att titta på väggklockan, för man blir nästan alltid besviken. Det är bara att bita ihop och det var kanske inte så smart av mig att så snabbt efter det förra, tacka ja till ett nytt vikariat!

Om det är sensommar eller höst kan man diskutera, men nu sitter jag här igen framför mottagningens dator. Den vet ingenting om trötthet. Dess bleka skärm annonserar lika obevekligt som alltid vilka patienter som väntar där ute. Redan i morse läste jag på skärmen att BK har tid i eftermiddag. Jag hade nästan glömt bort att han skall ha ett återbesök och när jag tänker efter så har jag inte mött honom vid någon hund-promenad på länge. Vi har kanske inte gått samma rundor, eller är det bara mörkret och vädret? Visst kände jag när namnet dök upp åter igen en smula anspänning. Den lättade något, när jag bläddrade igenom korgen på skrivbordet med inkommande papper för där låg de beställda journalkopiorna samt breven från infektionskliniken och koagulationslaboratoriet. Av de dokument-en framgår det att BK i huvudsak lämnade korrekta uppgifter vid sitt första besök. Jag har med tillfredsställelse noterat att hans inflammation i levern ännu inte har medfört någon påvisbar skada. Tvärt om, organet fungerar normalt och han är symptom-fri. På kort sikt finns det ingen anledning till oro och det är enligt infektionskollegan inte riskabelt att låta BK använda vanliga läkemedel. Om jag däremot skulle välja att ge honom preparat för att påverka hans immunsystem bör jag vidta extra försiktighetsåtgärder, eftersom det teoretiskt sett finns en svag risk med en sådan medicinering. Den kan hämma kroppens förmåga att försvara sig mot infektioner och i sämsta fall väcka liv i hans leversjukdom. Risken är emellertid mycket liten om man får tro den internationella facklitteraturen på området.

Det andra brevet är från koagulationslaboratoriet i Stockholm. Deras specialister bekräftar att BK har en mild form av hemofili, som han förmodligen har ärvt genom sin far. På frågan om det kan finnas ett samband mellan den sjukdomen och hans så ovanligt omfattande artrossjukdom svarar man ett bestämt nej. Ett sådant samband finns endast för de riktigt svåra formerna, dvs. de som vållar problem redan från tidig barndom. Jag har fått raka och tydliga svar på mina frågor och det underlättar inför mötet med min patient. Svaret om hemofilin var väntat, fast ändå kan jag inte låta bli att fundera. Tydliga samband är som regel lätta att fastställa. Däremot är det en synnerligen grannlaga uppgift att påvisa svaga samband och särskilt när de studerade fenomenen är odramatiska och utvecklas långsamt. Vad vet man om ledskador och milda former av hemofili egentligen? Nåväl, ett svar har jag fått och i viss mån saknar min fråga praktisk betydelse, för det kommer ändå aldrig bli aktuellt med någon specifik behandling. Det finns vad jag vet ingen sådan. Så hur skall jag framföra mitt utlåtande till min granne när jag nu hämtar honom från väntrummet? Expertsvaren om såväl hans leversjukdom som hemofilin är i grunden positiva och infektionsläkarens uppmaning till försiktighet med immunreglerande läkemedel är inte ett absolut förbud. Nu gäller det att få Bendek att ta till sig kunskapen och släppa taget om de fantasier han har fått av sitt googlande på nätet. Det finns ingen grund för dem, men känslorna är starka för han vet så väl att det är från fadern han har ärvt sin hemofili. Det blir säkert också svårt att sälja in mitt nästa antagande om att det är arvet från modern som är betydelsefullt, för det var hon som drabbades av artros tidig i livet. Tyvärr är den hypotesen inte lika fantasieggande och som jag befarar svårare för honom att acceptera.

– Bendek Kowalski var så god!

Jag vinkar in honom till mitt rum och vi sätter oss vid skrivbordet. Jag som konsulterad specialist i min blå gungbara kontorsstol och min patient och granne på en stoppad stol vid kortsidan av bordet. Vi är förlägna och samtalet inleds med neutrala fraser om att hinna från jobbet, om sjukhusets parkeringsplats och klädskåpen i entréhallen.

– Det gäller att ha mynt för såväl bil, som ytterkläder!

BK visar inga tecken på att vara stressad. Han ser ut som vanligt med sitt ostyriga hår, vida ylletröja och bulsiga jeans. Snuset har han hunnit avlägsna från ovanläppen och han överraskar mig med sitt goda humör. Han hälsade t.o.m. med ett spjuveraktigt leende och den här gången behöver vi inte ödsla tid på att diskutera dagsformen, för BK har ju redan inlett med att berätta att ingenting onormalt har inträffat sedan sist. Stelheten, värken och den förbannade tröttheten är i stort oförändrad. Besvären varierar med vad vardagen kräver av fysiska prestationer och hur nattvilan blir. Mer behövde inte sägas. Jag inleder istället med att diskutera hans hudsjukdom psoriasis. Hos vetenskapsfolket finns det ett nyvaknat intresse för psoriasis. Det som tidigare var en ren hudsjukdom, håller på att omvärderas för att istället klassificeras som en systemsjukdom, dvs. en åkomma som också har influenser på andra organsystem. Alla reumatologer vet att psoriasispatienter kan drabbas av ledinflammationer, som då skall ha ett karaktäristiskt utseende. Nya forskningsrön hävdar emellertid att det också kan förekomma andra mindre typiska symptom än vad som står i äldre läroböcker. Därför bör man som läkare vara observant på all sorts värk hos dessa patienter.

Sagt och gjort, BK får klä av sig och finna sig i att bli granskad ännu en gång. Han har de typiskt torra, röda fläckarna med de vitblanka flagorna som så lätt faller av. I övrigt ser jag samma knotiga fingerleder, knän och tår, som vid första granskningen. Inget av ledskadorna har de för psoriasis typiska särdragen och det finns ingen dagsaktuell pågående inflammation.

Undersökningen ger inget mer och jag sträcker på mig med en suck och ber honom klä på sig. Samtidigt vänder jag ryggen till för att låta honom klä sig under någorlunda avskildhet. Det ger mig själv lite andrum för eftertanke och några sekunders kontemplation framför fönstret som vetter mot parkeringen. Så här långt har vårt samtal gått överraskande lätt. BK är precis som vid första besöket mycket sansad och lyssnar koncentrerat på vad jag har att säga. Han opponerade sig på inget sätt över

beskedet att hans blödarsjukdom är betydelselös i samman-
hanget. Men nog skymtade jag en snabbt försvinnande skiftning
av misstroende i hans ansikte när jag sa att han i första hand har
en primär artrossjukdom och att det är därför som han har så
mycken värk. Möjligen kan hans psoriasis ha bidragit till att
ledskadorna är så omfattande i förhållande till hans relativa
ungdom. BK sitter tyst utan att kommentera men anletsdragen
säger mig något annat. Intresset och energin är som bortblåst
och besvikelsen som lös igenom tonar bara långsamt bort. Jag
fortsätter trots att han sitter framåtlutad med korsslagna armar
och blicken ned mot golvet. Frågan är om han överhuvudtaget
lyssnar?

– Som du hör ser jag ett möjligt samband mellan din psoriasis
och dina smärtproblem. Det kan därför vara värt att göra ett
behandlingsförsök och det gör man i så fall med ett immun-
reglerande läkemedel. Vi vet båda två att du också har din
hepatit C-infektionen och därför måste vi genomföra behand-
lingen med lite större försiktighet än vanligt. Det skall emellertid
inte vålla några större problem och vi kommer att samarbeta
med dr Israelsson på infektionskliniken.

Nu blev det tyst för en stund. BK tittar tomt mot fönstret och nu
är det min tur att granska golvet. Det är mitt ansvar att avsluta
samtalet men först också att informera om den föreslagna
behandlingen.

– Det immunreglerande läkemedel som jag talar om kan i bästa fall minska dina besvär och lindra din värk, men de kan inte reparera de broskskador som redan finns i dina leder. Vi behöver inte ta något beslut i dag. Vi ger dig istället ett återbesök till klinikens ordinarie reumatolog d.v.s. hon som jag vikarierar för. Hon har semesterledigt och är snart tillbaka.

Jag avslutar monologen med att ursäkta mig och säga att det är olämpligt att jag som tillfällig vikarie ensamt beslutar i en så kontroversiell behandlingsfråga. Dessutom kan jag själv inte sköta uppföljningen och utvärdera resultatet, eftersom mitt vikariat snart är slut. Luften har gått ur oss båda, och stämningen i rummet är märkbart dämpad. Dessutom visar väggklockan att vår tillmätta halvtimme redan är förbrukad. Vi reser oss nästan samtidigt, tysta och blyga. Jag säger något om att det var bra att han får tid på sig att fundera på saken och sedan skiljs vi åt med ett kort handslag och några skygga ögonkast. När det nu är tyst i rummet är det inte utan att jag känner samvetskval. Kanske borde jag ha förberett honom inför det kommande mötet med klinikens ordinarie reumatolog. Det är en för mig obekant kollega, som kanske inte alls kommer att acceptera mitt resonemang och terapiförslag. Det är långt ifrån givet att hon skall godta mitt antagande om ett möjligt samband mellan hans artrosvärk och hudsjukdomen. Särskilt som ett behandlingsförsök skulle bli aningen mer komplicerat att övervaka. Kollegor är olika och ansvarar var och en för sina egna beslut.

Förpassad till andra sidan

Väl ett år har gått sedan jag sist såg BK i samband med det där känslosamma återbesöket på min gamla arbetsplats. Den hösten flyttade jag och min hustru till en annan del av landet och här sitter jag i vårt kök vid frukostbordet och mår dåligt. Det är stelt och djävligt och det småvärker i alla muskler och särskilt över höfterna. Så har det varit sedan snart två månader. Det finns där hela tiden som träningsvärk eller som olusten när man håller på att bli förkyld, fast utan feber. Min vanliga huskur att inta sängen och sova ifrån eländet fungerar inte. Det har jag redan prövat, senast i morse. Jag skulle behöva ta två tabletter paracetamol och en diklofenak för att somna om, men magen skulle då ta stryk och det är det inte värt. Dysforin har fått mig att tänka på rubriken till gårdagens kulturdebatt på radio P1: "Finns det en bortre gräns för friheten?". Det är inte så att jag är någon större kultursnubbe, men jag sitter och ältar frågan om det kan finnas ett samband mellan mitt dåliga morgonhumör och den förhärskande individualismen runt omkring mig. Upprinnelsen måste vara att jag för några månader sedan, för första gången, besökte min vårdcentral och talade med en läkare. Det resulterade i flera efterföljande besök. Kanske är det erfarenheterna därifrån som undermedvetet har triggat igång aktiviteter i min hjärna och gjort den irrationella kopplingen till P1-programmet. Det låter pretentiöst men enligt neurovetenskapen sker sådan bearbetning hela tiden och det helt olovandes och utan vår vetskap.

Förr, när jag någon gång blev sjuk och själv var aktiv läkare kunde jag enkelt beställa all önskvärd provtagning och när så behövdes konsultera den kunnigaste arbetskamraten. Den favören finns inte längre. Jag har flyttat till en annan stad och här på det lokala sjukhuset är det ingen som känner mig.

- Vart tog min auktoritet vägen?

Det är kusligt att känna sig negligerad! Jag borde ha varit bättre förberedd, för naturligtvis har jag varit medveten om att moderniteten formligen har exploderat under min levnadstid. När jag växte upp var samhället auktoritärt och titlar som överläkare och docent stod mycket högt i kurs. Sådana personer var betydelsefulla och förväntade sig självfallet att bli bemötta därefter. Idag är det omvälvande annorlunda. Själv har jag bejakat utvecklingen och hävdar alla människors lika värde, men icke för ty känner jag mig sårad.

Jag har som sagt varit på vårdcentralen. Efter fyra veckor stod jag inte ut längre. Skiten fanns där hela tiden och mina plågor bara växte.

– Prostatacancer eller något annat otäckt?

Flera av mina vänner behandlas för sådana åkommor. Det scenariot var bara en av mina nätters många maror.

Läkaren visade sig vara en man i sina bästa år. Besöket var avklarat på några minuter. Kollegan var inte otrevlig men jag var inte glad när jag gick därifrån. Att proverna var bra och kollegan hoppfull var inte gott nog. Efteråt var jag besviken över att han inte erbjöd mig att ta del av alla provsvaren.

– Varför frågade jag inte? Har jag en överdriven respekt för auktoriteter?

Jag vill inte tro att han var ointresserad och inte brydde sig. Det är svårare att förtränga känslan av att han den dagen hade bristande fantasi och var empatiskt oförmögen, eller var det så enkelt att det bara var en generationsfråga?

– Hur var det på min tid? Vad visste jag om 30 år äldre män och hur driven var jag med min empati?

Den snabbt verkställda konsultationen bekräftade emellertid mina fördomar om tidsandan och den allmänt rådande tidsbristen. All produktion skall vara rak och avskalad. Allt annat är ovidkommande och tydligen utanför ansvarsområdet. Den koreanske filosofen Byung-Chul Han, född i Korea 1959 och nu verksam som professor vid Universität der Kunst i Berlin, skriver i sin bok "I svärmen" (2014) (9) att: Idag görs allt om till siffror för att man skall kunna omvandla det till prestationens och effektivitetens språk, men empati är en förmåga och som sådan närmast omöjlig att göra räknebar. Det är säkert därför som den har förlorat i betydelse.

Än en gång dyker tankar om evidensbaserad medicin upp i mitt huvud fast det jag mötte på vårdcentralen hade mycket lite med det begreppet att göra. Proverna var ju bra och läkaren hittade ingenting vid sin undersökning. Punkt, slut, det fanns inga mer evidens att tillägga! Jag hade helt enkelt fått utstå den gängse ritualen då läkekonstens utövare viftar med sitt trollspö för att skingra all oro.

Det är lite komiskt att jag plötsligt minns min julklappsbok om Karl Marx (1818-83). Han studerade samhället grundligare än någon annan och kunde redan 1845 konstatera att:

"Människor är resultat av sina omständligheter och uppfostran, men glömmer att villkoren förändras och att uppfostraren själv måste uppfostras".

– Vad skall jag tro, är det tiden som har sprungit ifrån mig och att det är jag som måste anpassa mig?

Må så vara, men det måste vara många fler än jag som känner sig otrygga med auktoritärt förmedlade svar. Det medicinska kunskapsområdet är minst sagt komplext och borde stämma till stor ödmjukhet, för när hälsan sviker, smyger sig ängslan och oron in! Jag har googlat om ordet läkekonst och läst vad Uppsala Universitet skriver om saken på sin sajt Linne' on line. De sammanfattar betydelsen med fyra fraser:

1. *Rätt utnyttja befintlig kunskap.*

2. *Förstå kroppsliga och mentala funktioner.*

3. *Tillföra ny kunskap.*

4. *Vara beredd ändra på gängse syn på orsaken till en viss sjudom och hur den bäst behandlas.*

Det låter bra, är pedagogiskt riktigt och politiskt korrekt, men för mina öron alldeles för akademiskt och torrt. Man tycks helt ha sorterat bort de känslomässiga aspekterna, för visst måste läkekonst ha med nöjda patienter att göra? Patienten skall väl efteråt känna sig till freds med hur konsultationen gick till eller är det möjligen så att sambandet mellan läkekonst och tacksamma patienter var starkare förr, när auktoritetstron var större? Kanske är det också så att läkekonsten utnyttjar känslorna medan vetenskapen brukar torra fakta och att det vetenskapliga är som en gökunge och tränger undan allt annat? Tänk om det är så att den goda läkekonsten minskar i takt med att den evidensbaserade kunskapen växer. Oavsett hur det är med den saken, känner jag starkt att vi absolut måste premiera det goda bemötandet och hylla alla som visar empati. Vi får inte heller glömma bort fenomenet placebo och dess läkande effekter.

Det som trasslar till det för moderna människor är alla kritiska frågor som moderniteten lär oss att ställa. Vi ifrågasätter gärna allt och alla, men vad händer när inte experterna kan ge oss giltiga svar? Då är det som Edmund Burke förutspådde: "plågsamt att leva utan en bärande illusion eller dröm". Alla former av alternativmedicinskt geschäft är ett uttryck för detta. Att den branschen är så livskraftig är väl om något en indikator på att rådande kunskaper i genetik och biokemi inte räcker till för moderna människor.

Hur kollegor uppträder i sitt arbete kan ge upphov till intressanta diskussioner. För skams skull måste jag fråga mig själv hur jag har utövat läkekonsten? Svaret som jag då får är lite överraskade, framförallt för att det infinner sig så snabbt och tveklöst:

– Allra bäst har jag mått när jag har haft tryggheten av ett väl underbyggt kunnande.

Sådana stunder med stort flyt i arbetet kunde vara hänförande och kanske har jag då någon gång precis som kollegan härom-dagen varit alltför auktoritär gentemot patienten framför mig. Idag vill jag gärna tro att jag är mer ödmjuk och lägger mindre prestige i rollen som specialist.

Jag kan inte känna mig helt nöjd med utlåtandet som jag gav BK för snart ett år sedan. Det var inte en lysande uppvisning i traditionell läkekonst. Snarare var det en invit till en saklig dialog som inleddes med att jag som yrkesman och expert informerade om min bedömning. Det var ett uppriktigt svar och en uppmaning till oss båda att tänka över saken och fatta ett senare beslut. 1982 fick Sveriges en ny sjukvårdslag. I dess tredje kapitel stadgas det klart och tydligt att patienter har rätt att få detaljerad information om sitt tillstånd. De skall kunna känna sig delaktiga i diskussionen, förstå behandlingsalternativen och till sist också samtycka till de beslut som tas. När lagen kom hade jag redan arbetat 13 år i yrket. Naturligtvis gjorde lagtexten intryck på mig, men i realiteten var den nya skrivningen bara en anpassning till den samhällssyn som moderniteten redan hade lett fram till. Lagen stadsfäste helt enkelt vad som ansågs vara sunt förnuft.

Favoriserad

– Vad gör vi nu, ska vi prova kortison?

Det var min distriktsläkare, som ställde spörsmålet, när han av en händelse passerade väntrummet där jag satt och väntade på min tur. Han försvann sedan snabbt in på sitt rum och frågan blev hängande i luften. Själv satt jag där för att återigen kontrollera sänkan. Dagen innan hade jag för tredje gången sökt upp min läkare och det hade överraskande visat sig att sänkan var ordentligt förhöjd. Förhistorien var att jag efter mitt första besök hade gått tillbaka och uttryckligen begärt att man skulle ta blodprov med avseende på tre olika sjukdomar, som jag själv såg som möjliga orsaker till min värk. Fullt så enkelt blev det dock inte, för sjuksköterskan i receptionen höjde på ögonbrynen och sa att hon måste fråga doktorn om lov. Efter en stund kom hon tillbaks och uppmanade mig att sitta ned och vänta tills doktorn hade tid. Jag hann inte bli riktigt arg för det blev snabbt min tur. Kollegan var på gott humör och vi kunde samtala öppet och avspänt.

Några dagar senare ringde han upp mig. Provet för fästingburen borreliainfektion var svagt positivt och det kunde innebära att jag hade en pågående infektion. För att komma till en säkrare bedömning kunde han remittera mig till sjukhuset för utvidgad provtagning, men både han och jag valde det enkla sättet, nämligen att provbehandla. Redan samma eftermiddag gick jag till närmsta apotek och tog ut antibiotika för två veckor. Tyvärr blev det ingen triumfatorisk upplevelse, inget Heureka. Tvärt om, jag blev sämre under behandlingens gång. Det var nu sen-sommar och vänner och bekanta som såg mina plågade anletsdrag kunde inte låta bli att kommentera och ge goda råd. Någon menade att man kan plågas i månader av sviter efter borrelia och att jag måste ha tålamod! Jag minns alldeles särskilt bilresan som jag och min hustru gjorde till min gamla studiekamrat och kollega i Sörmland. Värdparet var förstående och deltagande, men jag kände mig hela tiden generad över att min närvaro grumlade samvaron. Bilsätet, stolarna runt matbord och soffan i vardagsrummet var plågsamt obekväma för mina onda muskler. Min kamrat gav mig det välmenande rådet att förlänga behandlingstiden med antibiotika, och att öka dags-dosen med fler tabletter.

Jag fortsatte att misströsta och när jag sen kom hem gick jag för tredje gången till min läkare och det var då jag fick veta att sänkan hade stigit till ett onormalt värde. Jag, som bara hade blivit sämre blev inte överraskad men, min läkare kände sig säkert lite stressad. Frågan var vad det var för slags inflammation som härjade i min kropp? När jag sedan kom hem, satte jag mig ned vid datorn och googlande som folk gör mest. Det gjorde jag långt ifrån så systematiskt och uttömmande som docenten i mig hade önskat, men jag kom fram till två nog så väsentliga konklusioner:

- *För det första att det bland svenska experter råder konsensus om att två veckors behandling av borrelios är tillfyllest.*
- *För det andra hittade jag ingenting om att värken kan kvarstå efter avslutad behandling.*

Det finns visserligen, i huvudsak tyska läkare, som pläderar för månadslånga behandlingar, men här hemma anses det bara vara geschäft! Min antibiotikakur borde med andra ord ha hjälpt om orsaken hade varit borreliainfektion. Dagen därpå blev jag uppringd av läkaren, som vidimerade att sänkan verkligen var hög och som därefter sa: "Något måste göras! Det som ligger närmast till hands är kortisontabletter, men först måste vi veta att du inte har en tumörsjukdom."

Samtalet avslutades med att han skulle skicka en remiss för undersökning på Röntgen och i väntan på det skulle jag bara avvakta. Några dagar senare fick jag det beklämmande beskedet att väntetiden skulle bli tre veckor. På tionde dagen hade jag fått nog! Den morgonen duschade jag extra noggrant, tog på rena kläder och med en bok i handen gick jag sedan till sjukhusets akutmottagning och anmälde mig i luckan. Det var helt klart en illojal handling, för i det korta perspektivet var jag inte livsfarligt sjuk. Jag var bara olidligt orolig och det förstärktes av en ilska och irritation över primärvårdens sega handläggning. Därför tog jag som så många andra steget in genom Akutens entré och jag hade tur. Den morgonen var det lugnt och fridfullt i lokalerna. Man bemötte mig mycket vänligt och redan efter en kort stund kom en ung AT-läkare in och presenterade sig. Hon var bra på alla sätt, satt ned under intervjun och genomförde den manuella delen av undersökningen varsamt och lyhört. Det var ännu tidigt på dagen och både hon och jag trivdes med situationen. En timme senare var proverna klara. Det var fortsatt bara sänkan som var hög. Den unga kollegan hade varit i telefonkontakt med sjukhusets reumatolog, som hör och häpna, hade erbjudit mig en tid på sitt mottagningsrum, efter lunchen redan samma dag. I den stunden kände jag stor lättnad och min unga AT-läkare såg ut att vara nästan lika glad och stolt över vad hon hade åstadkommit.

Två timmar senare steg jag in i medicinmottagningens väntrum. Fem personer satt där nära varandra på lätta karmstolar. Miljön var välkänd. Golvet, väggarna och stolarna kunde ha tillhört vilket sjukhus som helst. Landstingens inköpscentraler köper likadant överallt. Det borde ha varit bekvämt och hemvant för mig, men inte! Det var snarare lite kusligt. Jag är inte van att befinna mig på fel sida om "skranket", jag som alltid har tillhört det uniformsklädda vita folket. Förstulet tittade jag mig omkring. Min nya hemstad är inte stor och många känner varandra. Det syntes så tydligt när någon nyanländ vände sig runt och nickade igenkännande till personer som redan satt där. Mer blev det inte, för nästan allas ansikten var tillknäppta med ögon som ängsligt undvek att bjuda in till dialog. Det enda meningsutbytet var mellan två personer, som uppenbarligen var stamgäster och som ingående satt och skvallrade om sina erfarenheter av vården.

"Hej Göran" - hörde jag plötsligt någon säga och när jag tittade upp stod hon där med framräckt hand, reumatologen Anna Josefsson. Käckt tittade hon mig i ögonen och jag förstod att hon kände igen mig fast det måste ha gått tio år sedan vi senast hade setts på någon fortbildningskonferens. Tänk vad enkelt och rättframt det sedan blev. Samtalet och den efterföljande undersökningen kändes bra på alla sätt. Jag var imponerad över hur rakt och pragmatiskt hon resonerade. Hon utverkade att jag fick en "akuttid" för den MR-undersökning som krävdes för att kunna inleda en kortisonbehandling. Jag var verkligen häpen när jag en timme senare åkte in i den bullrande maskinen för granskning av mitt innanmäte. Efter ytterligare en halvtimme var bilderna preliminärgranskade och dr. Josefsson fick via datorn veta att allt såg bra ut. Sen gick det snabbt och jag gick därifrån för att hämta ut kortisontabletter, men innan jag gick förde vi en kort diskussion om diagnosen på min sjukdom. Pragmatiska Anna menade att Polymyalgia Reumatika var en rimlig etikett, fast klockrent var det ju inte. Hur som helst ämnade hon behandla och jag avvisade inte förslaget. Det har nu gått ytterligare flera veckor. Jag är mycket bättre och fungerar i stort sätt normalt, men nota bene, jag medicinerar fortsatt med kortison. Tänk om sjukvården alltid fungerade lika snabbt och effektivt som när jag sökte Akuten. Den drömmen är vacker men verkligheten ser sällan så ut. Det som överraskade mig mest var att jag på en och samma dag blev undersökt av två av sjukhusets specialistinstanser. Själv hade jag varit nöjd med att bli hemskickad efter provtagningen, med löfte om att inom en vecka bli kallad för de två besöken. Jag inser att jag blev favoriserad eftersom Anna Josefsson kände mig som gammal kollega. Den goda turen var den dagen på min sida. För övrigt känns det aningen banalt att jag har drabbats av Polymyalgia Reumatika, som statistiskt sett är det den vanligaste reumatiska inflammationen i min åldersgrupp.

Festlig samvaro
– Hur skall det här gå?

Jag är ordentligt orolig och samtidigt nyfiken och förväntansfull; jag och hustrun är åter i vår gamla stad och skall hälsa på goda vänner. I små städer känner man varandra och när nyheten om oss nådde Bendek Kowalski överraskade han mig med att bjuda in mig och hustrun till en trädgårdsfest, som han har planerat för sina närmsta grannar. Vi är precis på väg dit. Det är högsommar och varmt i eftermiddagssolen. BK står där framför huset omgiven av vänner och grannar. Det är uppenbarligen en riktig familjefest i lätta sommarkläder med framdukad buffé och alkoholhaltiga drycker. Det är lördag eftermiddag och stämningen är redan hög. Vi känner i stort sett alla. Samtalen blir många och tiden bara rinner iväg. Mitt i all glädjen får jag och BK en kort stund för oss själva. Han ser ut att känna samma befriande lättnad som jag. Det känns på hans hjärtliga kram att vi är goda kamrater, trots allt. Både han och jag skrattar och vårt samtal kommer ohämmat igång. Efter en stund blir det också ofrånkomligt att vi kommer in på hälsofrågor och BK börjar mycket överraskande prata om sin 20-åriga dotter som bor i södra Sverige. Han berättar att en specialistläkare håller på och utreder henne för värk i leder och muskler.

– Specialisten säger att hon har hypermobila, eller överrörliga leder, och att det är därför som hon har så mycket värk!

BK:s ögon riktigt lyser och det är tydligt att dotterns historia har öppnat ett nytt perspektiv. Uppenbarligen ser han nu en ny möjlig förklaring till sina egna besvär. Hans ivriga fråga bekräftar mina aningar.

– Visst är hypermobila lederna något som är ärftligt? Kan hon ha fått det från mig? Har jag hypermobila leder?

Sällskapet runt omkring oss är uppsluppet och glatt, och jag kan inte låta bli att möta frågan med ett nytt skratt.

–Vi kände inte varandra när du var ung. Hur skall jag kunna veta hur dina leder då såg ut. Idag ser jag bara det stela och knotiga, och tyvärr finns det ännu inga genetiska test som kan besvara din fråga.

Det gläder mig att också BK stämmer in i skrattet. Kalaset är generöst och glädjen stor och den goda vänskapen finns där. Jag känner starkt för min skrattande granne som fortsatt är lika nyfiken på livet och allt roligt. Nästan samtidigt får vi en ingivelse som förenar oss ytterligare.

– Vi är, för sjutton, båda sjukvårdsveteraner, som tillsammans representerar en enorm mängd erfarenhet och kunskap. Vi är helt enkelt specialister, fast på olika sätt, inom samma område.

Skrattande skakar vi hand och lovar varandra att göra något konstruktivt av allt det som vi har samlat på oss. Vi skall sätta oss ned, var och en på sin kammare och skriva. Vi kanske t.o.m. kan tänka ut förslag som andra kan använda för att effektivisera vården inom vårt område. Det primära målet måste vara att KV-patienterna får ett bättre välbefinnande. För det krävs inte minst att relationen mellan dem och försäkringskassan samt arbetsmarknaden blir mer förtroendefull och konstruktiv.

Analys och reflexion

Nu är det allvar. Jag sitter vid skrivbordet för att ta fram förslag till vård av KV-patienter. Uppgiften är självpåtagen men känns ändå betungande. Undrar vad Bendek kommer att skriva? Han har en helt annan frihet än jag. Han har inte stått i domkyrkan och i kungens namn svurit trohet till vetenskapen och tagit emot doktorsbeviset. Visserligen köpte jag aldrig någon doktorsring, men en svikare är jag inte. Jag har alltid varit en sanningssökare och det närmaste jag kan komma är evidensbaserad kunskap.

Vi skriver inte en lärobok och någon regelrätt djupdykning i facklitteraturen är det inte frågan om. Det får istället bli en diskussion baserad på egna erfarenheter och läsning av andras reportage och debattartiklar samt lämpliga fackböcker. Med det sagt, återstår det för mig att försöka hitta de fruktbara fröna och lyfta fram dem till den intresserade läsaren.

BK har inte berättat för mig hur många läkare man skall ha konsulterat innan man blir en "studsare". Förmodligen finns det ingen skarp gräns, men låt mig fundera över händelserna kring en vanlig patient. Första gången söker hen naturligtvis för att få en diagnos och en bot för sitt lidande. Andra gången är hen besviken över att inte ha blivit frisk. Tredje gången tror hen inte längre på diagnosen och begär därför remiss till olika andra specialistläkare. När det har gått så långt vaknar också försäkringskassan och ifrågasätter rätten till fortsatt sjukersättning. Den vanliga reaktionen blir den att patienten känner sig kränkt och för många blir besvikelsen så stor att de vänder sig till andra läkare för att söka upprättelse. Andra kan bli så illa berörda att de behöver söka vård för en tillkommen depression. Det är lätt att studsare får ett tragiskt skimmer över sig. I värsta fall blir de sjukvårdshaverister och hopplösa personer i vårdens ögon. Förr kallade man sådana för "SVBK". De fyra bokstäverna står för: <u>S</u>veda, <u>V</u>ärk och <u>B</u>ränn-<u>K</u>ärring. Den förkortningen var vanlig i framförallt handskrivna journaler fram till 1970-talet. För många läkare var det en utmärkt term. Den tog liten plats och berättade tydligt vad det rörde sig om, d.v.s. en patient som ansågs vara hopplös och omöjlig att tillfredsställa. Idag vågar ingen ta den förkortningen i sin mun. Ingen vill bli kallad till chefens kontor för att där stå till svars för en så grov förseelse. Det är självklart att läkaren i journalen måste skriva ned en koncentrerad redogörelse av de besvär som patienten berättar om! Lika självklart är det och det får vi aldrig glömma bort, att också studsare är människor. Det som skiljer ut dem är att vårdgivarna, som de har anlitar inte har kunnat hjälpa dem på ett tillfreds-ställande sätt. Ett sådant öde kan ha startat med en summarisk läkarundersökning, en auktoritärt meddelad diagnos och inget utrymme för diskussion.

– Jag har själv gått besviken från sådant och avskytt att gå dit igen!

Diagnosen

Patienterna, som den här boken handlar om, har ständig smärta och värk. Det påverkar naturligtvis humöret och det är lätt att förstå att långvarig smärta kan göra folk deprimerade. Omvänt måste vi förstå att också smärta är en subjektiv upplevelse som precis som humöret påverkas av omgivningen. Det kanske enklaste exemplet är att den som får positivt uppmärksamhet tenderar att känna minskad smärta medan den isolerade och ensamme upplever det motsatta. Smärtupplevelsen är med andra ord intimt relaterade till den psykiska hälsan. Det kan därför inte förvåna att många KV-patienter förr eller senare också får en psykisk ohälsa och får en kompletterande psykiatrisk diagnos. Tidsandan är enligt Dagens Nyheter (10) sådan att svenska läkare har anammat en mjukare hållning till psykiatrisk sjukskrivning. Tidningen tyckte sig se att det förändrade förhållningssättet håller på att sudda ut gränsen mellan "vardagligt mänskligt lidande", respektive "psykisk sjukdom" och avslutade artikeln med frågan: "Vart hamnar vi, när allt som gör ont, klassas som sjukdom?" Det är en svår diskussion. Själv försöker jag hålla fast vid att långvarig smärta påverkar humöret och omvänt att den själsliga trivseln styr hur vi upplever smärta och värk.

Tillvägagångssätt för diagnos

Enligt den rådande ordningen är det till primärvårdens läkare som KV-patienterna skall vända sig. Andra instanser som t.ex. den reumatologiska specialistvården har inte tillräckliga resurser och därmed inte heller tillräckligt intresse för den patientgruppen. Förr eller senare brukar ändå KV-patienter få träffa någon eller några andra specialister utöver den egna husläkaren. Nyttan brukar bli störst om det kommer till stånd i ett tidigt skede. Husläkaren bör då i sin remiss ha ställt tydliga och välavgränsade frågor, vilka också patienten skall känna till, som t.ex. "Har patienten en specialistkrävande sjukdom?" En kanske vanligare och samtidigt mer komplex fråga är: "Vad är orsaken till värken?" Den känns som naturlig att ställa, men kräver avsevärt mycket mer av den som skall svara. För det kan det krävas mer provtagning och fler undersökningar. Frågan uppstår då omedelbart huruvida det är husläkaren eller den tillfrågade specialisten som skall diva utredningen vidare. För konsulten brukar svaret ofta bli att patienten knappast har ett specialistkrävande tillstånd och hen avslutar därmed ärendet med lämpliga råd till husläkaren om fortsättningen.

Som patient är det inte onaturligt att någon gång ställa sig frågan: "Är diagnosen som jag har fått korrekt?" Det i sin tur leder omedelbart till följdfrågan: "Vad behöver läkaren för information för att ta beslut om diagnos inklusive kodnummer? "

Den undringen är enkel och borde vara lätt att besvara, men så är det inte. Det finns regler som internationella expert-kommittéer har tagit fram och som man fortlöpande reviderar i takt med att det växer fram ny evidensbaserad kunskap. Man bestämmer helt enkelt vilka kriterier som krävs för att få skriva en specifik diagnos. Enklast är det i de fall där det finns oveder-sägliga fakta som t.ex. att hen har fallit av hästen och röntgen-bilden visar att nyckelbenet är brutet. Kring andra tillstånd är kunskapsläget sämre och då tvingas man använda kriterier som är mindre precisa. Ofta behövs det då två eller fler som talar för diagnosen. Samtidigt arbetar man också med exkluderande kriterier, d.v.s. att om ett sådant föreligger så gäller inte diagnos-en. I vetenskapliga sammanhang och särskilt när man utvärderar nya behandlingsmetoder är det absolut viktigt att man är noggrann. I det kliniska vardagsarbetet varierar det betydligt på den punkten och orsakerna till det är många, varav den allt dominerande är tidspressen. Av diagnoser som fastställs med hjälp av s.k. *klinisk diagnostik* kan upp till var tionde bli felaktig (11). Med klinisk diagnostik menas att läkaren grundar sin bedömning på patientens berättelse och de fynd som läkaren gör vid sin undersökning och kanske kompletterat med en enkel provtagning. Verkligheten är ännu så länge den att det inte finns specifika markörer för alla sjukdomstillstånd. Det finns helt enkelt inga blodprov eller andra tekniska undersökningar som kan säkerställa att läkaren gör en rätt bedömning. Just KV-sjukdomarna tillhör den kategorin. Därför gissar jag att felprocenten också för dem ligger kring 10 %, fast säker kan ingen vara eftersom den saken aldrig har blivit riktigt undersökt.

Ett viktigt påpekande i det här sammanhanget är att bara för att två läkare skriver något olika diagnoser på en och samma patient, så behöver ingen av dem ha gjort fel. Den ene kan t.ex. skriva periartrit (lednära inflammation), medans den andre väljer diagnosen tendinit (inflammation längs en sena). För patienten, men också för försäkringskassans handläggare kan sådana disparata skrivningar leda till upprörda och kritiska reaktioner, men den kunnige vet att senor ofta löper tätt intill leder.

Det skulle vara intressant att få göra en studie över hur olika läkare bedömer en och samma KV-patient. Visst borde de i grova drag komma fram till en likvärdig värdering, men troligen skulle de formulera sig olika. En ortoped, en distriktsläkare, en reumatolog, en smärtläkare, eller en neurolog skulle knappast göra identiska iakttagelser. Till och med om läkarna var special-ister inom samma ämnesområde t.ex. i reumatologi, så skulle det inte förvåna mig om de formulerade sig på olika sätt. En banal förklaring skulle t.ex. kunna vara att patienten har ledsnat på situationen och är uppgiven när läkare nummer två kommer in i rummet för att ställa sina frågor.

Det är alldeles uppenbart att just diagnosen har fått en helt annan betydelse jämfört med när jag var nyexaminerad läkare. Anledningen är helt säkert den fabulösa expansion av de medicinska kunskaperna som vi har fått uppleva under vår tid. Det nya formligen väller fram. Gamla och nya sjukdomar blir bättre karaktäriserade och vi har fått bättre förutsättningar för specifika och målinriktade behandlingar.

Jag kan inte låta bli att granska mitt eget förhållningssätt när det gäller mina patienters diagnoser. Det första som då slår mig är förundran över att min praxis har varierat så stort, beroende på tidsperiod och arbetsplats. Vi som var unga på 1970 talet jämförde oss gärna, inklusive sjukhusen runt om i landet, där vi praktiserade. De s.k. normallasaretten var stöpta efter samma form och skulle i princip tillhandahålla likvärdig vård. Så var det emellertid inte. Skillnaderna var iögonfallande för oss kandidater när vi vikarierade som tillförordnade läkare under studieloven. Förklaringen var självklar. De ledande läkarna var naturligtvis individualister med varierande kompetenser och intressen, och det var helt klart så att patienterna uppmärksammades därefter. De som hade "intressanta" sjukdomar fick mer välformulerade diagnoser. Givetvis har engagemanget för de olika sjukdomarna också varierat med kunskapsläget. Evidenssäkrade genombrott om mekanismerna bakom en viss sjukdom, eller nya behandlingsmetoder brukade alltid öka vårt intresse. Jag har sett många exempel på sjukdomar som har fått stor uppmärksamhet under en tidsperiod för att sedan sjunka tillbaks och bli mer vardagliga.

Min första chef var en man som verkligen granskade och kommenterade vad jag skrev i mina slutanteckningar. Jag vet inte om tidsandan var sådan eller om han var en extra ordningsam person. Hur som helst lärde han mig ett enkelt förhållningssätt. Huvuddiagnosen skulle vara det symptom som hade fört patienten till sjukhuset, t.ex. "blodkräkning". Som andra diagnos skulle jag ange den bakomliggande sjukdomen, som vid blodkräkning kunde ha varit "magsår". Med den tredje diagnosen skulle jag till sist ange den viktigaste bidragande faktorn, som i det här fallet mycket väl kunde ha varit "kronisk alkoholism". Reglerna var till synes enkla, men i vardagens snåriga arbete var tillämpningen inte alltid så lätt.

Efter dessa inledande år följde sedan minst 25 år när varken jag eller mina chefer ägnade diagnosen någon större uppmärksamhet. Vid vanliga mottagningsbesök krävdes det aldrig att man på särskild plats skrev in diagnos med kodnummer i patientens journal. Det räckte med att man resonerade i den löpande texten. Den stora förändringen kom i och med datorernas införande på 80/90 talet. I sådana apparater kan man som bekant lagra hur mycket information som helst bara man matar deras blinkande rutor med en korrekt serie av tangentslag. Datorerna tog plats på alla skrivbord och blev snart lika viktiga som patienterna själva. I det skedet tävlade läkemedelsföretagens representanter om att förse oss läkare med fickvänliga och starkt förenklade listor med de i vardagen mest användbara diagnoserna. Det blev en ofrånkomlig rutin att mata landstingets centrala statistikenhet med sifferkoder, så att nissarna där skulle hålla sig lugna.

Efter sekelskiftet tog ekonomerna över. Den nya given var att varje vårdenhet borde ersättas utifrån prestation. En diagnos representerar kostnader i form av utfört arbete, operations-utrustning, läkemedel samt avskrivning av lokaler och apparatur, m.m. och poängsattes därefter. Med ett slag blev det viktigt för chefen att klinikens läkare skrev diagnoser som drog in mycket pengar. Diagnoserna blev ekonomistyrande och ingen frågade efter vad vi och patienterna ansåg om saken.

Den allra senaste utvecklingen föranleddes av landets skenande sjukfrånvaro. Den hade nått sådana nivåer att det ansågs hota samhällsekonomin och för att stävja den utvecklingen utfärdade regering och riksdag skärpta direktiv till Försäkringskassan. Den myndigheten tog i sin tur fram en enkel manual, som krasst anger hur lång sjukskrivning man som patient har rätt till. Det bestäms, rätt och slätt, utifrån kodnumret för diagnosen.

– Nog med nostalgi - jag rätar på ryggen och andas in!

Utnyttja bästa möjliga teknik

Teknikutvecklingen är makalös. Vi får i snabb takt tillgång till mer avancerad apparatur och bättre diagnostiska möjligheter. Det är naturligtvis toppen, men när ny teknik introduceras blir det alltid konkurens om tillgången. Våra KV-patienter hamnar långt bak i kön trots att det är helt uppenbart att ny teknik också kan hjälpa dem. Jag tänker till exempel på en fönsterputsare som går sjukskriven sedan tre månader. Hans onda handled borde prio-riteras för snabb undersökning med ultraljud och/eller magnet-kamera. Det får mig att på nytt tänka på kollegan, som vittnade i läkartidningen (6) om hur han fick "superkraft" när han lärde sig undersöka sina patienter med en för honom ny teknik och glädjen det skänkte honom och hans patienter!

Bendek Kowalski är ingenjör och fascinerad av datorer. Han har läst om "artificiell intelligens" och kraftfulla datorer som man kan mata med alla data, som finns att få om en enskild patient. Han har till och med ställt mig frågan om hans symptombild skulle kunna analyseras med sådan teknik. Precis som jag har Bendek sannolikt också läst om att en människa, och dit räknas också genierna, bara kan hålla ordning på 5-9 intryck eller tankar i huvudet på en gång (12). Om jag förstår den informationen rätt så kan inte heller en läkare hantera mer information än så när hen står framför en patient och i det avseendet är en smart dator långt mycket duktigare!

Världen över bedriver forskningslaboratorier studier om hur människokroppen fungerar. Det gäller att hitta pusselbitarna och förstå hur våra arvsanlag i mötet med miljöfaktorer styr livsprocesserna. Detaljerna är ofantligt många och arbetet med att överblicka all ny kunskap är en utmaning. Den spaningen går bara att hantera med hjälp av avancerade datorer. Det är t.ex. sedan flera år möjligt att fastställa en människas samtliga arvsanlag. För en orolig patient kan det ligga nära till hands att begära en sådan genanalys i hopp om större chans att få bästa tänkbara behandling. Den genvägen är emellertid inte så framkomlig som man gärna tror. Det är bara få sjukdomar som uppstår p.g.a. en ensam gen. Istället handlar det om samverkan mellan många arvsanlag och miljöfaktorer och för att förstå så komplexa samband måste den mänskliga hjärnan få hjälp av artificiell intelligens. Superdatorer är inte science fiction (13). De har redan varit till hjälp i patientfall där läkare har stått maktlösa. Ett sådant fall väckte stor uppmärksamhet i internationella media (14). Det rörde sig om en 60-årig japansk kvinna med en unik form av leukemi (blodcancer) som läkarna stod handfallna inför, ända till dess de tog hjälp av en kraftfull dator. Den matchade hennes uppgifter mot 20 miljoner dokumenterade cancerfall och kunde häpnadsväckande snabbt precisera en diagnos, samt föreslå en behandling. För mig låter det ännu mycket avlägset, men Bendek är inte blyg av sig. Han har som sagt i förtroende frågat mig om något liknande också finns för fall som hans och jag måste erkänna att jag skäms för hur jag svarade honom. Jag svarade på det sätt som en pensionär från en högst ordinär position i den svenska sjukvårdsbyråkratin bör svara: "Den utopin är inte realistisk för din del". Fast vem vet, tänk om maskinen kunde analysera smärtuttrycken i en persons anletsdrag och kroppsrörelser under ett standardiserat, fristående gymnastikprogram. Om den informationen sedan jämförs mot andra medicinska data om personen ifråga, inklusive alla sjukdomar och olycksfall som hen har varit med om allt sedan befruktningsögonblicket i kvinnans livmoder. Det är kanske något att se fram emot och ny teknik överraskar hela tiden. Pionjärarbeten utförs redan på många håll i världen. Redan för tre år sedan hävdade Stefan Fölster (15) i boken *Robotrevolutionen* att sådan datorunderstödd diagnostik var i vardaglig drift vid ett stort vårdföretag i Kalifornien och att vinsterna redan var stora för deras många patienter. Datorer är också kraftfulla kommunikationsapparater. Med deras hjälp kan man med några knapptryckningar kontakta experter, t.o.m. världsledande sådana. Tekniken finns, men används sällan i vardagliga sammanhang. För sådant krävs inövad rutin mellan institutionerna och sådant är vi allmänt dåliga på. Nu låter jag som en gnällgubbe, men detta är ett flagrant exempel på hur lätt vi entusiasmeras av innovationer, men hur sorgligt svårt vi har för att implementera och upprätthålla rutinverksamhet.

Varför sjukdom?

Människor vill förstå varför smärtan finns där och varför funktionsförmågan är nedsatt. Man vill veta vilka strukturer som är drabbade och förstå skadans allvar och karaktär. KV-patienterna tänker kanske extra mycket så, eftersom deras diagnoser ofta utgörs av ett eller två ord (ibland på latin) som bara beskriver deras besvär. Så är det tyvärr, för det är oftast en ensam läkare som med bara ögonens och händernas hjälp försöker begripa sig på vad det är som värker under patientens skinn. För att förstå problemet så måste man studera den internationellt accepterade listan över vilka diagnoser, som skall användas. För reumatologin inleds den med koderna för de klassiska åkommorna, som t.ex. ledgångsreumatism och artros. I de efterföljande avsnitten listar man sedan minst lika många diagnoser som antingen är rent symptombeskrivande eller också bara pekar ut den onda kroppsdelen, men utan att ange den bakomliggande orsaken. KV- diagnoserna finns genomgående inom den kategorin. Ett bra exempel är *myalgi*, vilket står för "värk i muskel". Följdfrågan blir naturligtvis: "Varför värker det i muskeln?", och det är tyvärr svårare att ge svar på.

Min vän Bendek nöjde sig aldrig med de deskriptiva diagnoserna. Han söker en begriplig förklaring och vill förstå varför han inte är frisk. Han tycker inte om när jag muttrande suckar: "Människokroppen är fortsatt mycket gåtfull!"

Vi måste utgå ifrån att de flesta läkare gör så gott de kan. Deras kompetenser varierar och de har olika förhållningssätt. Det måste vi förstå och acceptera så länge inte avarterna är oroväckande stora. Också förhållningssättet varierar. En läkare som vi kallar A:son kanske förlitar sig på sin goda kännedom om sin patient och uttalar sig på följande sätt om hens smärttillstånd:

"Jag känner Pia Torstensson väl och vet att hon under många år har jobbat tungt på stadens tvätteri och hon har sannolikt ådragit sig en belastningsskada."

En annan (B:son) kan vara mer försiktig och uttrycker sig på följande vis:

"Pia Torstensson har arbetat hårt och tungt, men jag kan inte säkert avgöra att det skulle ha utlöst hennes muskelvärk. Jag skriver därför fibromyalgi."

A:son med sitt alternativ måste vara beredd att strida för sin bedömning och kanske t.o.m. få uppleva att försäkringskassan diskvalificerar diagnosen. Själv är jag benägen att tro att hans bedömning är bättre för patienten.

Prognosen?

Innerst inne, bär alla patienter på samma centrala fråga: "Hur skall det gå för mig, vad är min prognos?". I normala fall är det primärvårdsläkaren som besvarar den frågan och som tillsammans med personal på vårdcentralen, försäkringskassan och arbetsförmedlingen planerar för den rehabilitering som krävs. Konsulterade specialister är bara rådgivare.

Det har gått tio år sedan Försäkringskassan införde sitt strängare sätt att bedöma en patients rätt till sjukersättning och vad som är normal sjukskrivningstid för varje specifik diagnos. Det innebär att kassans tjänstemän på ett annat sätt än tidigare kan sätta press på läkarna om att redan från början göra en realistisk bedömning av hur det skall gå för patienten, d.v.s. prognosen. Myndighetens nyordning var jobbig när den kom, men det nya är ändå ett incitament för läkaren att upprätta en första plan för rehabiliteringsprocessen. Jag vill åtminstone tro att det var en av "Kassans" avsikter. För visst måste det vara riktigt, att läkaren redan från början och så seriöst som möjligt tar ställning till hur lång tid det kommer att ta innan den sjuke bli arbetsför igen.

Den här diskussionen förtjänar ytterligare några synpunkter. Jag har t.ex. kunnat konstatera att det inte bara är ekonomer som viktar diagnoser olika. Vi känner alla att det är roligare att prata om ett fotbollsskadat knä, än om att övervikt bidrar till skador (artros) i knäleden. Får du en "finare" diagnos är det högst troligt att all personal som du möter ser dig med större entusiasm. Det påverkar naturligtvis också dig själv. Vissa diagnoser upplevs t.o.m. som kränkande och jag avslutar de här funderingarna med att påminna om min tidigare patient Pia Torstensson som kom till min mottagning med "fibromyalgi", en diagnos som jag ändrade till: "artros p.g.a. överrörliga leder och överbelastnings-skada".

Jag tror att om hon från början hade blivit klassificerad på mitt sätt, då hade hon mått mycket bättre. Bäst förutsättningar för en god prognos torde det vara om patient och läkare är överens och att båda accepterar diagnosen. På den punkten tror jag att vi som vårdar kan anstränga oss långt mycket mer och det är att utöva läkekonst!

Förhållningssätt

Idag ligger ett nytt nummer av tidskriften Vetenskap & Praxis (16) på mitt skrivbord. Det är en gratistidning från Statens Beredning för medicinsk och social Utvärdering (SBU), som alla läkare får i sin brevlåda. Till min förvåning blev jag den här gången glatt överraskad. En artikel har rubriken: *Ändrad attityd i vården kan vara första steget mot bättre hjälp.*

Artikelförfattaren har intervjuat ett antal personer med självskadebeteende, som fick berätta om sina sjukvårdserfarenheter. Jag sammanfattar deras kritik under tre punkter:

1. *Personal lyssnar knappt och dömer snabbt.*
2. *Personal har bristande kunskaper.*
3. *Det saknas kontinuitet och meningsfull behandlingsplan.*

Texten handlar visserligen inte om våra patienter, men jag tror bestämt att den framförda kritiken ändå är applicerbar på svensk sjukvård i allmänhet.

Punkten nummer tre har jag redan varit inne på. Den handlar om kontinuitet i vården och kravet på att man redan på ett tidigt stadium upprättar en vårdplan för var patient. Det får mig att jubla för det gäller i allra högsta grad för KV-patienter, som inte är bortskämda med sådant. Det skall vara en skriven plan med en tidskalkyl och en ambition att samordna undersökningar, behandlingar och uppföljande kontroller, m.m. Som det nu ofta är brukar KV-patienten få en eller flera remisser till en sjukgymnast, ortopedteknisk ingenjör, arbetsterapeut, m.fl., men eftersom det sällan upprättas en övergripande plan, så sker allt utan samordning. Åtgärderna infaller irrationellt och uppföljningen blir därefter, samt att ett återbesök till läkaren numera inte är en självklarhet.

Den första punkten i SBU-artikeln är i det närmast genant - att behöva kommentera. Vår sjukvårdslag är kristallklar om att kräva respekt och utrymme för patientinflytande. Ändå är det fortsatt en känslig fråga och jag skyller på tidsandan, som så affärsmässigt förkunnar: "snabbt är lika med effektivt".

– Det är i det här sammanhanget en felaktig uppfattning. Ett respektfullt samtal tar tid!

En läkare som möter en ny patient koncentrerar sig i första hand på att förstå vad det är för sjukdom, som patienten kommer med. Att fastställa rätt diagnos överskuggar allt annat. Att sedan besluta om behandlingen brukar gå snabbt. En sådan brådstörtad övergång från diagnos till terapi riskerar att hen inte hänger med i svängarna. Resultatet blir lätt att medicinen blir liggande oanvänd i badrumsskåpet.

Det finns en rad frågor som patient och behandlande personal under ömsesidig lyhördhet tillsammans borde gå igenom (1). Här är några exempel:

- *Smärta upplevs så olika och ett mekanistiskt synsätt kan sällan förklara olikheterna.*
- *Vi är benägna att ha orealistiska förväntningar på hur snabbt smärtan skall läka ut.*
- *Förbättringar kan ske, men personer med kroniska smärttillstånd kommer sällan att bli helt smärtfria och fullt återställda.*
- *Smärta och nedsatt funktionsförmåga följs inte alltid åt. En del människor fortsätter att arbeta och fungera trots att de har rejält ont.*

Kunskap

SBU-artikelns andra punkt kritiserade man vårdpersonalens kunnande. Den frågan är känslig. Samtidigt är den självklar, för vi lever i en tid när nyheterna och de nya kunskaperna formligen väller in över oss. Hur skall personalen kunna ta till sig den om de inte får möjlighet att fortbilda sig? Jag har själv sorgesamt fått uppleva att mina arbetsgivare har skurit ned på utbildningsanslagen. Det gäller för stora delar av den svenska läkarkåren och det har vår fackförening Läkarförbundet påtalat upprepade gånger. Alla har luckor i sin kunskap, så också jag. Den gången när jag bortförklarade hemofilin som en möjlig orsak till BK:s artrosskador, var det första gången som jag ställdes inför den frågeställningen. Mitt besked var bara en passiv förmedling av vad koagulationsexperterna i Stockholm ansåg, och det utan att jag på något sätt hade granskat deras evidens. Kanske hade jag gjort BK mindre besviken om jag hade ifrågasatt experterna och istället gjort egna efterforskningar. Med elektronikens hjälp kunde jag ha skickat hans röntgenbilder till någon kollega med just det specialintresset, oavsett var i världen denne fanns, men det finns gränser för allt och jag tror att jag valde det mest habila tillvägagångssättet!

Jag konstaterar också att jag sedan introducerade en ny hypotes i BK:s sökande. Han fick veta att psoriasis är en *systemsjukdom,* som kan påverka många kroppsfunktioner och inte minst leder och muskler. För honom som närmast föraktade sin hudsjukdom var det en stygg tanke. Systemsjukdomarna är annars många. Jag har t.ex. redan berättat om två tidigare patienter Tor Eriksson och Reza Hasighom som hade fått värkproblem som följdtillstånd till hemokromatos, respektive diabetes.

Hur behandla utan att alltid veta smärtans orsak.

Vi har länge känt till att enbart rent medicinska insatser inte alltid räcker till. Repertoaren med läkemedel och träning, samt ergonomiska och fysikaliska åtgärder har då haft för låg verkningsgrad. Till det kommer att många av patienterna också har en psykisk ohälsa, som terapeuterna behöver ta hänsyn till.

För ett år sedan satt jag sent en eftermiddag i reumatologens dagrum efter avslutad mottagning och läste om de s.k. Multimodala Rehabiliteringsprogrammen. Nu har jag läst mer om de strategierna och de tycks kunna ge resultat. Det nya är att man har lagt till insatser i form av kognitiv beteendeterapi (KBT). Sådan terapi bygger på inlärningspsykologiska principer och förmedlas av en beteendevetare. En annan kanske lika avgörande aspekt är att programmet skall löpa över minst ett års tid. SBU:s experter har granskat konceptet. Det tillgängliga materialet var litet och myndigheten uppmärksammade i huvudsak en undersökning (8). Den gällde en grupp patienter med långdragen smärta i nacke och skuldror eller i ländryggen. När de efterundersöktes 2-5 år efter avslutat behandling hade de mindre ont och en lägre grad av sjukskrivning. De granskande experterna var mycket försiktiga i sin bedömning och reserverade sig på två punkter. För det första att man än så länge vet alldeles för lite om hur det optimala programmet skall se ut och för det andra att vi inte till fullo vet om de nya strategierna är kostnadseffektiva dvs. om de är värda pengarna. För mig framstår särskilt en uppgift som extra intressant, nämligen att patienterna efter årets slut ansåg sig ha oförändrade smärtor och fortsatt hade svårigheter i sin vardag. Icke förty kunde de minska sina sjukskrivningstal och förvärvsarbeta mer. Frågan är hur det skall tolkas. Tog de bara ett större ansvar? Här måste jag nästan värja mig för tankar som tränger sig på. De är så skamliga att de knappt får formuleras och än mindre lämna min penna.

– Satt det mellan öronen?
På 1970–80-talet var det språkbruket vanligt i samtal läkare emellan. Idag uttrycker vi oss försiktigare: "Det måste ha psykologiska orsaker". Fast även det kan patienter uppleva som kränkande. För en ung läkare som drömmer om att en dag få känna sig lika trygg som de äldre förebilderna, kan det vara besvärande ängsligt att navigera sig fram i samtal med enskilda patienter. Hur skall man t.ex. hantera följande resonemang:

"Jag har låtit undersöka min patient med alla tillgängliga metoder utan att hitta någon rimlig orsak till att hen har det så förtvivlat ont. Jag vet mycket väl att det bara är patienten som kan känna sin egen smärta. Det är en självklarhet men jag kan ändå inte låta bli att undra."

Vågar man i den situationen säga till sin patient:

"Våra undersökningar kan inte förklara varför du har ont. Kan du tänka dig att smärtan kan ha psykiska orsaker?"

Kränker man med de orden - är det bra sjukvård? Den beskrivna situationen är inte ovanlig och kan föranleda att både läkare och patienter går frustrerade därifrån. Läkaren kan försöka skingra sitt tillkortakommande med att i tysthet övertyga sig själv om att patienten är inbillningssjuk *(mellan öronen)*. Patienten, i sin tur, kan hävda att läkaren är oskicklig och söker sig kanske till en annan instans för att få ett bättre bemötande.

Det ser emellertid ut att finnas en försonande ny kunskap som kan göra det möjligt för parterna att fortsätta samarbetet, utan att någon behöver förlora ansiktet. Förklaringen kan finnas i nervsystemet. Smärtreceptorer och nervtrådar känner ju hela tiden av hur kroppsdelarna mår och informerar hjärnan om tillståndet. Det mesta sker undermedvetet. Starka signaler som smärta är vi däremot i allra högsta grad medvetna om. Alla har hitintills trott att om man har ont, så måste det finnas en sjukdom eller en skada som orsak. Det nya är att man nu vet att smärtreceptorer och nervtrådar kan triggas igång och signalera smärta trots att någon egentlig orsak inte finns, eller kanske vanligare att det fanns en första orsak, men att den är läkt för länge sen, men att nervtrådarna inte har förstått saken utan bara fortsätter att signalera *"Ont, ont, ont"* - och det dag ut och dag in. Det är med andra ord inte lönt att leta efter skadan för den är ju redan läkt, utan istället måste man, hur det nu skall gå till, lugna ned ett överilat nervsystem. Företeelsen kallas *central sensitisering (17) och* forskningen på området är intressant och hoppingivande.

Jag måste också nämna några ord om s.k. psykogen smärta med vilken menas att smärtan har rent psykiska orsaker t.ex. att förlusten av en nära anhörig kan förklara att man har ständig hållsmärta i bröstet. Sådant finns, men en läkare som inte hittar någon rimlig orsak till ett smärttillstånd bör vara försiktig med att använda den förklaringsgrunden. Tänk om jag när jag första gången undersökte Bendek Kowalski hade känt till berättelse om hans uppväxtår, då hade jag kanske blivit förledd till att spekulera om psykogen orsak till hans besvär? Nej, frågan avgjordes av röntgenbilderna, som så tydligt visade på grav artros, men om jag istället hade undersökt honom tio år tidigare långt innan hans sjukdom syntes på bilderna, vad hade det betytt för min bedömning?

Motiverande samtal

I en idealisk patientrelation bör vårdgivaren vara sorgfälligt försiktig med att hävda att: "Min syn är riktigare, sannare eller står för en bättre moral än din". Parterna bör helst inte hamna på var sin kant i samtalet och det är olyckligt och kontra-produktivt om den behandlande personalen anammar uppfattningen att patienten brister i följsamhet, är omotiverad eller egensinnig.

Motiverande samtal är en teknik (18) med vars hjälp man eftersträvar att värna klientens autonomi. Den grundläggande aspekten är att man lyhört lyssnar, för det är bara genom att vinna sin patients förtroende som man sedan tillsammans kan hitta fram till någon form av förändring. Arbetet med att mjuka upp den andres motstånd har beskrivits som "psykologisk judo". Med det menas att terapeuten undviker att ställa sig i vägen för motståndsyttringar. Man flyttar sig istället respektfullt åt sidan, svarar neutralt och utforskar med vänliga följdfrågor den tankebild som motståndet indikerar. Målet är att med empati invitera personen tillbaks till en reflekterande position, i stället för att gå in i en kamp och börja argumentera.

– Konceptet är tilltalande, men har modernister tid för sådant?

Mänskligare arbetsmarknad

En majoritet av KV-patienter blir långtidssjukskrivna och får oändligt svårt att ta tillbaka en plats i ett hektiskt ordinarie arbete. Visst försöker arbetsgivare göra vad de kan för att anpassa och underlätta, men marginalerna är små och hög produktivitet är ett måste. Själv sitter jag långt från de flesta arbetsplatser, men jag har sett vilka svårigheter som kan uppstå hos oss inom vårdsektorn när en medarbetare ska komma tillbaka efter en längre sjukskrivning. Jag minns återvändare som aldrig nådde upp till förväntningarna och som mycket snart kände sig i vägen för arbetskamrater och chefer. En otålig arbetsmiljö river lätt upp gamla skador och förvärrar kroniska sjukdomar. Jag menar att problemet inte är den enskilde individen. Det är de orimliga prestationskraven, som tar död på de människovänliga jobben och ödelägger arbetsmiljön. Den ideala arbetaren skall vara ung, postgymnasialt utbildad och ha god fysik. Jag blev riktigt upprörd när jag läste boken: Wellnessyndromet (19), av Carl Cederström. Han hävdade där att det postmoderna samhället tenderar att skjuta över hela ansvaret på individen. "Det är den enskilde som har misslyckats, som inte har varit tillräckligt positivt motiverad, vältränad och stark". Jag mådde nästan illa av den läsningen! Fullt så illa mådde jag inte av ett radioprogram från i höstas, då en rekryteringskonsult menade att ett bra personligt CV med fördel kan spetsas med ett vidimerat intyg om att hen har sprungit New York maraton eller gjort en annan likvärdig prestation. Jag drog istället på munnen och tänkte "att för en vanlig svensk räcker det med klassikern: Vasa- och Lidingöloppet, Vansbro-sim och Vättern runt?"

Ledande politiker och flertalet av oss medborgare, har länge haft en alltför aningslös syn på problemet med långtidssjukskrivna människor. Under långliga tider överlät vi med gott samvete ansvaret till våra sjukvårdsinstanser, som förväntades bota och återställa de stackars människorna till arbetsfört skick. Dit hörde också lämpliga hjälpmedel och ergonomisk arbetsplatsanpassning. Som bekant, uppnådde man inte fullgoda resultat och det blev efterhand uppenbart att det inte var tillräckligt. Därför har man under senare decennier i allt större utsträckning lagt till arbetsmarknadspolitiska åtgärder. Dit hör arbetsträning, taxiresor till och från arbetet och olika former av deltidstjänst, för att bara nämna några.

Den mest innovativa åtgärden är att erbjuda en anställning med lönebidrag. Det innebär att Arbetsförmedlingen subventionerar en arbetsgivare som anställer en funktionsnedsatt person. Avtalets utformning och bidragets storlek avtalas i förhandling mellan arbetsgivaren, försäkringskassan och arbetsförmedlingen (20). Anställningstiden brukar begränsas till 1`a 2 år och den funktionsnedsatte börjar på deltid, för att sedan successivt öka till så nära heltid som möjligt.

I januari 2015 var 175 000 svenskar anställda med lönebidrag (21). Den siffran kommer av allt att döma att öka, eftersom samtidigt var tredje arbetssökande person hade någon form av funktionsnedsättning. Dessvärre behövs det "instegsjobb" också för många invandrare som kommer till vårt land, samt för många svenska ungdomar utan gymnasieutbildning.

I januari 2016 kände jag en snabbt övergående lättnad när jag läste en debattartikel i min lokaltidning. Den var undertecknad av arbetsmarknadsminister Ylva Johansson, som inledde med orden: "Det går bra för Sverige just nu. Den tillväxt vi har i ekonomin har vi inte sett på åtta år."Jag är inte ekonom och känner stor osäkerhet inför alla dessa människor och deras arbetslöshet, men jag tycker mig förstå att vi för deras skull behöver få flera hundra tusen "människovänliga" jobb. Tyvärr blåser det motvind! Nationalekonomer förutspår att det under de närmaste fem åren kommer att bli en ökad automatisering på våra arbetsplatser och att en stor mängd vanliga jobb kommer att försvinna (15). Nya kommer att komma till, men nettoeffekten bedöms bli negativ. I bästa fall har det bara med min ålder att göra, men jag måste erkänna att den dystra prognosen skrämmer mig. Många arbetssökande, som konkurrerar om färre jobb leder mina tankar åter igen till Karl Marx. Han hävdade att det finns en självförstörande dynamik i det kapitalistiska systemet, som till sist kommer att leda till ekonomins undergång. När den dagen kommer, spådde han att folket i en fredlig revolution tar saken i egna händer och upprättar en mänskligare samhällsordning. Hans profetia kan förefalla vacker, men mig skrämmer den. Vem har hört talas om en lycklig revolution? Det måste vara mycket bättre att vi tar oss samman för att tillsammans lösa problemet och detta utan att vårt land tappar i ekonomisk utveckling. Numera är majoriteten av svenskar inte religiöst troende. Jag skulle önska att vi på samma sätt vågade ifrågasätta våra ekonomer och deras trossatser. Skall det verkligen vara tabubelagt att försöka komma till tals med de s.k. marknadskrafterna? Nationalekonomins fader Adam Smith (1723-1790) som var både ekonom och moralfilosof ansåg att medborgarna har rätt att ingripa och korrigera missförhållanden som uppstår i händelse av att marknadskrafterna inte lyckas. I sin bok "Välfärd utan tillväxt" skriver nationalekonomen Tim Jackson (22) att nationer är beroende av fortsatt tillväxt för annars hotar stagnation och kaos. Samtidigt hävdar han att välstånd inte är liktydigt med ständigt stigande konsumtion. Istället hänvisar han till uråldrig visdom som säger att: "Välstånd kan bara förstås som ett tillstånd som innefattar förpliktelser och ansvar gentemot andra." Visst, jag vet att försök att styra marknaden lätt leder fel! Det just avhandlade lönebidraget är ett trist exempel på detta. Tyvärr har många arbetsgivare snabbt förstått att sko sig på systemet. Marknadsföreträdare hävdar dessutom att arbetsformen påverkar konkurrensförhållanden på ett negativt sätt. Jag har läst trovärdiga uppgifter om att småföretag kan ha upp till hälften av sina anställda på lönebidrag. Det låter alarmerande. Sådant är svårt för mig som f.d. landstingsanställd att helt begripa, men oavsett svårigheterna måste de människovänliga jobben tas fram.

Bendeks dröm

Bland trista kuvert i brevlådan fanns ett som skilde sig markant från de övriga. Som en glad mun löpte en orange rand längs med långsidan. Själva pappret hade en kännbar struktur – som elefantens hud i förstoring. Klart att det skulle öppnas först.

"Hej Bendek

Vi är ett gäng läkare som håller på och startar ett medicinskt projekt och syftet är att försöka hjälpa människor i vården som har fallit mellan stolarna.

För att kunna hitta och nå dig, samt hundratals andra så har vi sökt och fått dispens från sekretesslagen. Hoppas att du inte misstycker. Vi har även tillstånd från Hälsoministeriet och Data-myndigheten.

Tips om dig, som en lämplig deltagare i vårt arbete har vi fått från kurator X-Y. Zetzon på ditt hemortslasarett.

Är du intresserat så väljer du en av nedanstående tider och meddelar oss på telefon nr.123...78."

Häpen, med det vackra kuvertet i en darrande hand står jag på gatan och kämpar mot en tår som tränger sig på. Tar fram mobilen, slår ovan angivet nummer och väljer den tid som ligger närmast.

Tvekan lämnar jag åt andra framtida beslut. Dagarna som följer känns långa som Binnikemaskar i ständigt i tillväxt?

Innan det bokade mötet blev jag ombedd att infinna mig på lasarettet för provtagning och en hel del olika, avancerade undersökningar. Det mesta av detta har jag aldrig gjort tidigare. Bland annat så topsades jag för att kartlägga mitt DNA. Men till slut är jag på rätt plats och på utsatt tid och upprymdhetskänslan spränger i bröstkorgen när jag trycker ned handtaget. – Wow! Hur kunde inredningsarkitekten träffa så mitt i prick gällande rummet och dess innandöme? Mitt i prick! Rummet som utmålas framför mina ögon mäter c:a 7 x 5m, men saknar 90 graders vinklar. Inga skarpa avgränsningar men ändå en känsla av att det finns 3 olika utrymmen i ett, i behaglig harmoni med varandra. Överallt pastellfärger som skakar hand med varandra i bästa samförstånd. Ganska centralt står ett bord med en massiv skiva av röd bok. Till formen något avlångt men med en mjuk snirkling runt om. Det är inte svårt att följa tanken hos upphovsmannen:" varje person som bjuds in till detta konstverk skall liksom sugas in i en inbuktning för att få uppleva platsen och stunden från ett eget behagligt revir". Det finns 9 st. sådana inbuktningar. Taket är en skönhet i sig, ganska lågt och inger ändå en känsla av rymd. Bakom takdetaljerna kan man skönja rummets lungor, utrymmen med mycket luft, varifrån ett mjukt och behagligt ljus utgör grundbelysningen. Men dess fotoner får finna sig i konkurrensen från en annan ljuskälla. Fönster med genomsläppliga, fördragna gardiner i orangegult ger en sidobelysning som ger mig en kick av närvaro. Det råder stark kompisanda mellan alla materiella deltagare i denna arkitektur och det smakfulla men sparsamt intima möblemanget. Välkomsthälsningen smeker mina hörselgångar. Den kommer från bordet där det redan sitter sju stycken vänliga väsen. Någon pekar på en ledig bordsholk med ett inbjudande leende och när jag sätter mig på den sista lediga stolen vid bordet då känns det genast att rummet är komplett. Så måste Leonardo da Vinci ha känt vid sitt allra sista penseldrag på "Sista måltiden".

– Det är vi som satte igång projektet 'Från Studsare till en Hare', som du har fått information om via brev. Du behöver inte presentera dig, vi har redan nu mycket information om dig, delvis förvärvat från dina sammanslagna journaler som vi har läst till punkt och pricka.

Runt bordet sitter:

– dr. Göran V, reumatolog
– dr. Andrea T, allmänläkare
– dr. Margareta H, hematolog
– dr. Klas B, ortopedkirurg
– dr. Hossein A, hudläkare
– dr. James L, neurolog
– dr. Susanna O, smärtläkare
– dr. Zoltan V, infektionsläkare

Jag vet i fan vem som vann den inofficiella vänlighetstävlingen under presentationen. Alla bjöd på sina respektive, naturliga och varma välkomstgester.

– Har du förstått syftet med denna sammankomst?

– Ja, till hundra procent, jag är redo!

– OK, punkt 1.

Revidering av dina journaler

På skärmen en bit bort, framför vattenfontänen, skall vi projicera alla dina journaler från tidernas begynnelse, dvs. 5 maj 1953 när din mor besökte BVC för första gången med dig i sin mage. Varje gång som du vill komplettera eller ifrågasätta så gör du det genom en musklickning. Börja alltid inlägget med att ange en bokstav enligt följande:

'K – kommentar, det blir blå färg.'

'I - irrelevant, tar bort.'

'S - strykning, markeras med rött.'

Dataprogrammet översätter dina ord till skrift och placerar på markerade ställen i journaltexten, med respektive färg. Så var vänlig att tala lugnt och tydligt.

Arbetet flyter på smidigt, med små diskussioner där alla deltar. Hela proceduren påminner mer om en relativt enkel hinderbana som man skall ta sig igenom. Det känns behagligt att rätta till felaktigheter och ta bort vissa kränkande läkarformuleringar.

C:a 1 timme senare, när 2015 är avklarat, sitter vi med varsin kopp kaffe eller te, och var sin sockerfri kladdkaka som måste ha vunnit konditorpriset - jag njuter av den hjärtliga och vänliga atmosfären.

– Som du förstår så har vi innan detta möte fördjupat oss ordentligt i ditt lidande som studsare. Så gott som alla dina nyss gjorda inlägg kunde vi i stort sätt förutspå med ganska bra noggrannhet!

Det enda nya information som vi har fått här var om dina rikliga och ofta förekommande blödningar i dina unga år. Särskilt det om ambulansflygningen till en specialistklinik i Warszawa för att få stopp på din hemska näsblödning, som den gången varade i tre veckor. Men även det var föga förvånande.

Vi fortsätter nu med punkt 2.

<u>Diagnosen</u>

Vi åtta skall först prata oss fram till ett förslag till en medicinsk diagnos. När vi blir klara får du möjlighet att fråga och ifrågasätta. Råkar vi uppnå en konsensus och alla är överens, så har vi kommit långt.

C:a 10 min. senare sitter jag med tårfyllda ögon, uppfylld av en känsla av kärlek, tacksamhet, lättnad och att världen är god och att IS, svält och tyranni inte finns. Jag har fått min diagnos och för första gången under min 62-åriga vandring på jorden sitter jag och nickar för mig själv.

Utlåtandet

Huvudstaden den 4 april 2016

Bäste Bendek Kowalski,

Projektgruppen "Från studsare till hare" har enats om att klassificera ditt sjukdomstillstånd med nedanstående 3 diagnoser.

1. Ledskador av hemofili M36.2 (ärftliga mild faktor VIII-brist D66)
2. Ledskador av psoriasis M07.3 (psoriasis (L40.0)
3. Kronisk hepatit C B18.2A

Vi är medvetna om att koagulationsexperterna i Stockholm kategoriskt har förkastat hypotesen om att din milda hemofili kan vara en möjlig orsak till din så uttalade artros. Vi har emellertid också tagit del av en Koreansk studie (23) av närmare 500 barn och ungdomar med hemofili. Det intressanta med den undersökningen är att också bland dem som hade en mild form av sjukdomen, kunde man påvisa ledinflammation i 16 % av fallen. Patienterna var mycket unga och uppvisade ännu inga tydliga spår av artros.

Undertecknat sekreteraren för projektet "Från Studsare till en Hare"

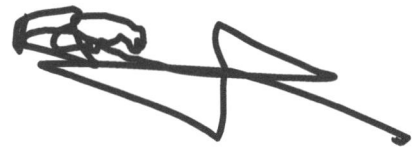

Vid sidan om utlåtandet ligger det också ett brev som inleds med orden: 'Givetvis får du inte ditt livs lidande ogjort, men vi tror att denna samlade beskrivning av din komplexa sjukdom ger dig en logisk och heltäckande förklaring på ditt livslånga sökande efter orsaken och hjälper dig att:

- trots sjukdom och ständig smärta, i det offentliga livet slippa låtsas vara frisk.
- Du behöver inte längre vara på helspänn för att upprätthålla skenet.

Den energi som det kommer att frigöra, kommer du kunna använda till de konstnärliga projekt som du alltid har drömt om, men inte orkat. Den glädjen och energin kan du dela med dig av och bidra till att göra världen en smula bättre.'

Punkt 3.

Behandling

1 st. sockerpiller av ekologisk stevia, 3 ggr. dagligen.

Daglig läsning och bön - fritt ur Koranen, Bibeln, Talmud, m.fl.

Punkt 4.

Ekonomi

Med tanke på vad du har kostat Landstinget hittills utan att få någon större hjälp så tror vi att kostnaden för vår insats framstår som ett blygsamt belopp i sammanhanget.

Förhoppningsvis kommer du att belasta vården mycket mindre i fortsättningen. Dessutom kommer du nu kunna generera mer skatt åt samhället!

Det viktigaste av allt är den personliga vinst som du har framför dig. Det är vår bestämda uppfattning att det lönar sig att lägga ned ett bra arbete på patienter som dig.

Vi räknar med att livshistorier som din, som vi kommer att dokumentera inom ramen för projektet `Från studsare till hare´, kommer att väcka våra sjukvårdspolitikers intresse.

OK, du vet var vi finns och lycka till med de berg som skall bestigas!

Jag reser mig, samtidigt som alla de andra och går från ängel till ängel och ger dem var sin kram. Ur rummet glider jag ut på ett moln spunnet av vitt silke. Jag hinner bara säga till nästa väntande "Nu är det din tur", när molnet sätter kurs mot Orions bälte. Det är lite synd att vi susar igenom atmosfären med så hög hastighet. Molnet blir glesare och glesare. En annalkande varmfront naggar på kanterna och snart börjar jag dala.

– Det är tur att jag vaknar precis innan kraschlandningen.

Drömtydning

Bendeks dröm kom som en total överraskning för mig. Först reagerade jag som ett övergivet barn och trodde att han verkligen var kallad till Karolinska Sjukhuset (KS) för att som patient medverka i ett forskningsprojekt. Jag kände mig förbigången och undrade hur han hade lyckats få kontakt med KS. Längre fram blev berättelsen så utopisk att jag förstod att den var fiktiv och skapad av honom själv. Jag visste helt enkelt att det är omöjligt att kalla samman åtta läkare av skilda specialiteter för att samtidigt möta enskilda patienter. Det är ogörligt och ekonomiskt oförsvarligt.

Läsningen väckte också andra mer affektiva tvivel. Hur skulle patientens alla specialister som under årens lopp hade gjort sina bedömningar, nu vid ett enda möte, kunna samsas och nå koncensus. De var ju alla relativt obekanta för varandra! De skulle ha kunnat förarbeta sammanträdet med mejl eller telefonkonferenser, men då skulle BK i sin dröm inte ha mött samma öppna stämning och hans egna synpunkter skulle ha fått mindre genklang.

Drömmen var naivt vacker. Den berörde mig en hel del och jag vet nu att han skrev sin utopi för att belysa hur fragmentariskt och ostrukturerat vårdarbetet ofta blir och kanske i synnerhet för patienter med kroniska smärttillstånd. Jag är glad att han lät mig ta del av drömmen. Det måste ha varit hans bärande tanke att om många specialister deltar så kommer man närmare sann-ingen, och med så många namnunderskrifter skulle diagnosen ha fått en aldrig tidigare skådad tyngd. Handläggarna på försäkringskassan skulle definitivt få ett lättare arbete! Med sin dröm lyfter Bendek också fram den viktigaste aspekten i sammanhanget, och den är fundamental, nämligen förtroendet mellan parterna. Observera att BK kände sig oändligt lycklig av välviljan som strålade emot honom i rummet. I drömmen reste BK sedan hem utan att man hade diskuterat hur det skulle gå för honom och utan plan för hans fortsatta behandling och rehabilitering. Det var en verklig fadäs! Läkarna missade allvarligt i sin läkekonst när de så lättvindigt slarvade bort den goda stämningen och bara lät honom gå. Man skulle absolut ha erbjudit honom kontakt med en fungerande sjukvårdsinstans som långsiktigt kunde hjälpa och stötta. Man kan kalla det bortslarvad placebo om man vill. BK var lycklig och förutsättningen för att han med själ och hjärta skulle ta till sig ett klokt behandlingsprogram kunde aldrig ha blivit bättre. Istället glesnade lyckomolnen, euforin tonade bort och till sist hamnade Bendek på marken igen. Jag känner honom som en kluven person, en i grunden glad humanist med en benägenhet att mitt i ett djupsinnigt resonemang plötsligt skjuta in riktigt svarta ironiska kommentarer. Diagnoserna som de åtta läkarna på KS gav Bendek har han och jag tillsammans fantiserat ihop i efterhand. I sin egen version hade Bendek skämtat till det och skrivit:

"**Diagnos**: 'Ickegenetiskt betingad rektal hypokondri´."

Konkreta råd

Det är dags att sammanfatta mina funderingar. Först måste jag emellertid berätta om vad jag såg på Rapport, måndag 16 januari 2017. Ett av reportagen handlade om en svensk yngling som under åtta år hade haft svåra smärtor i sin nacke. Experterna på stadens universitetssjukhus kunde inte hjälpa honom. Den unge mannen hade känt att man underskattat hans besvär och till sist hade han på eget initiativ rest över till USA och där blivit opererad med gott resultat. Han är numera smärtfri.

Det är sådana solskenshistorier, som Bendek och många med honom drömmer om och som föder deras studsande.

Reportaget påverkade också mig. Det var gott att se ynglingens glada ansikte och höra hans historia, men samtidigt kände jag också olust. Instinktivt undrade jag över hur framgångsrik hans amerikanske kirurg skulle vara om han fick operera också andra svenska patienter med nackproblem. Skulle jag våga rekommendera andra att göra samma resa till USA? Visst är en del kirurger mer fingerfärdiga än andra men jag har svårt att tro att den faktorn är av avgörande betydelse. Jag tror istället att själva operationsmetoden är viktigare än operatören och med det menar jag att det avgörande är kunskapen om vilka strukturer i kroppsdelen det är som skall åtgärdas och med vilken metod.

Det är sant att det då och då sker medicinska genombrott, men det är bara i undantagsfall som det sker utan att specialisterna på området har fått förhandsinformation. Det brukar dugga tätt med preliminära rapporter om nya behandlingsmetoder och intresserade kirurger världen över följer det nyhetsflödet för att hitta guldkornen. Till deras ansvar hör också att beakta riskerna.

Allt nytt är relativt okänt och noggranna studier är det enda som kan avgöra risken för komplikationer och i vad mån operationen verkligen hjälper.

– Det evidensbaserade kunskapskravet är för patienternas bästa! Jag vet inte hur starka evidensen är för den operationsmetod som SVT berättade om. Det är en fråga för nackkirurger och särskilt intresserade specialister att avgöra. Själv kunde jag bara konstatera att ynglingen såg glad och nöjd ut i TV-rutan. Han var smärtfri och övertygad om att operationen hade gjort underverk. Efter det programmet gick luften ur mig lite grand. Jag kände plötsligt att mina egna funderingar kan uppfattas som trista. Mitt tonläge är farbror doktorns, som inte kan erbjuda ett verkligt botemedel. Jag känner ingen större stolthet, men jag försöker vara saklig och vetenskapligt korrekt.

Min inledning blev en lång harang utanför kapitlets rubrik och jag återgår nu till ämnet d.v.s. konkreta råd, som jag här sammanfattar under fem punkter, nämligen:

- *Värdigt bemötande, korrekt och begriplig information*
- *Omsorgsfullt genomförd utredning*
- *Behandlingsplan med tidsperspektiv och tänkta åtgärder*
- *Motiverande samtal av inlärningspsykologisk modell*
- *Arbetsmarknadspolitiska insatser*

Ingen av punkterna är revolutionerade ny eller avgörande effektiv. Det handlar istället om helheten, en övergripande ideologi och attityd som måste realiseras i aktiv handling. Men inte ens detta är tillräckligt för det handlar också om engagemang och energi och att alla terapeuter runt patienterna känner sig tillfreds och trivs med uppgiften. Som i alla sammanhang så är det en fördel att komma in så tidigt som möjligt i patientens sjukhistoria, helst innan hen helt och fullt har fastnat i sin smärta. Det är avgörande att söka patentens förtroende och bygga tillit. Det är en central punkt i det arbetet att kartlägga patientens rädsla för bakomliggande, allvarlig sjukdom och omsorgsfullt diskutera i vad mån kompletterande undersökningar krävs för att stilla oron.

Trots ansträngningar och goda föresatser etablerar sig inte alltid det goda förtroendet. I den situationen kan det vara klokt att rekommendera patienten att konsultera en annan vårdgivare för en "second opinion". Det bör då ske så snart som möjligt och när resultatet väl finns till hands, då borde parterna mötas för en fortsatt planering. Efter de första förtroendebyggande kontakterna blir det plats för mer evidensbaserad saklig information som t.ex.

- att smärta inte alltid betyder att det finns en pågående sjukdomsprocess utan att förklaringen kan vara "central sensitisering" (17).
- För den kroniska smärtan finns sällan någon snabb eller enkel behandling.
- Smärtstillande preparat fungerar dåligt, och helt smärtfria är det få patienter som blir, åtminstone på kort sikt.

Så värderingsfritt som möjligt bör patienten också få höra att många kroniska smärtpatienter, förr eller senare och i olika hög grad, återgår till ett fungerande vardagsliv och att den processen påskyndas om man deltar i ett multimodalt, minst halvårslångt rehabiliteringsprogram. Den informationen är inte särskilt munter och kan naturligtvis vara svår att acceptera. Den kan förorsaka tvivel, uppgivenhet och ett misstroende mot läkaren.

Den missämjan kan man kanske reda ut med hjälp av den tidigare omtalade "motiverande samtalsmetodiken". Själv är jag inte tillräckligt tränad för den uppgiften och skulle därför hellre vädja till patienten om att acceptera ett samtal med vårdcentralens psykolog eller annan neutral resursperson. För i den situationen kan det kännas bra att få sitta ned tillsammans med en annan sansad person, för att tillsammans gå igenom och försöka förstå vad som har sagts om sjukdomen och dess orsaker. Den proceduren kan kanske bli enklare i framtiden med den nya reformen som syftar till att alla vuxna fr.o.m. 2025 skall kunna läsa sina journaler inklusive undersökningsresultat i sina persondatorer och telefoner.

Målet för oss alla är naturligtvis att motivera patienten att se framåt. Det gäller att arbeta fram en rimlig behandlingsplan som väcker patientens lust och energi.

Det kändes aningen uppmuntrande när jag häromdagen läste nyheten (24) att regeringen avser att etablera ett helt nytt yrke för att underlätta-rehabiliteringsarbetet. De nya tjänstemännen som kallas rehabiliteringskoordinatörer skall vara anställda inom hälso- och sjukvården för att professionellt stödja patienter i deras kontakter med sjukvård, arbetsgivare och försäkringskassa.

Tidningsartikeln som jag läste var mycket knapphändig. Till exempel nämndes ingenting om koordinatörernas utbildning. Jag måste därför vara försiktig och inte brista ut i hämningslös lovsång. Det låter emellertid som ett steg i rätt riktning och jag tillåter mig att känna ett uns av positiva vibrationer. Jag önskar av hela mitt hjärta att den nya gruppen av medarbetare kan tillföra den energi som arbetet med KV-patienter så väl behöver, men då krävs empatisk kompetens och stora mått av hållbar entusiasm av utövarna.

Komsi, komsi

"Komsi, komsi" – ropar jag med mitt subjektiva och objektiva jag och alla mina sjukdomar. Svårt att samla alla på en plats samtidigt. Men nu sitter vi med pennan i handen och skall blicka bakåt, framåt, och även nuet får sig en omgång. Ämnet är sjukvården och min syn på denna och jag börjar med nuet. Jag lever. Det är inte illa. Men ett ganska plågsamt liv. Min kroniska huvudvärk har fyllt 46 år. Den dagliga tröttheten likaså. Psoriasisen håller sig på ungefär samma nivå som när den upptäcktes för 44 år sedan. Artrosen väntar inte på några stoppsignaler utan accelererar som ett gammalt ånglok. Denna kompis börjar bli gammal, också han är cirka 20 år och bor mest i mina knän och fotleder. Småglupsk är han också och har ätit upp allt brosk i det vänstra knäet och mycket också i de övriga lederna. Sedan småmyser han i skulderblad och axlar, händerna och i midjan. Att jag kallar mig för "a broskless man" är en skämtsam överdrift. Det som är kvar försöker jag utnyttja till max genom hundpromenader, mina arbeten och lite träning. Det ger mer smärta på kort sikt men vinst i längden, tror jag. En positiv nyhet på hälsofronten är att jag år 2016 utropades som botad från min kroniska hepatit C-infektion (upptäckt 1994). Den förvärvade jag med all sannolikhet i samband med mina rikliga och blodiga tandläkarbesök. Det påminner mig osökt om min blödarsjuka som beror på att min kropp bara kan göra 16 procent av normal mängd av koagulationsfaktorn VIII. Det fick jag veta 2010 efter ett blödande magsår som hade orsakats av värktabletten Orudis som jag hade fått för min artros. Det förklarade också varför jag som barn hade haft så långvariga och plågsamma blödningar mest från näsan och munhålan. Jag orkar inte nämna de små åkommor som utvecklades troligtvis till följd utav den ovan nämnda härligheten. Du tycker kanske att denne man, d.v.s. jag, borde vara bortsopad från planeten för länge sedan. Antingen dött eller tagit livet av sig. Men ingalunda så! Trots pensionsålder jobbar jag 100 %. Det var bara 2001 som jag under en kort period var sjukskriven när jag första gången fick behandling för hepatiten. Behandlingen dränerade mina krafter fullständigt men utan att bota mig från sjukdomen.

2015 råkade jag ut för en mindre trafikolycka och akutläkaren sjukskrev mig i 14 dagar, men den gubben gick inte, eftersom F-kassan inte godtog min ansökan. Jag hade fyra arbetsgivare och lika många jobb och det klarade kassan inte av att hantera. Deras blankett gick omöjligt att fylla i på rätt sätt. Så hur är det möjligt att jag lever och dessutom förefaller att vara en frisk, glad och ganska rolig man - lite spekulationer först:

– Har jag hittat på mina sjukdomar själv?

– Är jag en hypokondriker?

– Är jag en "sveda och värk kärring"?

– Har jag agerat terrorist gentemot de läkare som bekräftade mina 4 diagnoser i journalerna och fastställde dem till sist, även om det tog lång tid? Eller har jag fått fantastiskt mycket hjälp från sjukvården under alla dessa år som jag har stått ut med den djävulska värken, tröttheten och annat?

Svaret är NEJ på samtliga punkter. I början när jag kände panik, när jag inte ens lyckades att få någon hjälp från läkarhåll, kändes det omöjligt att uthärda. Ofta funderade jag på självmord. Det som hindrade mig var min oändliga nyfikenhet och då för stunden ogrundade optimism. Jag trodde starkt att det fanns någon som kunde hjälpa mig. Så medan tiden gick utvecklade jag några ordspråk som jag tog till mig:

1. Allt som inte dödar – härdar.
2. Den bästa läkaren bor i dig själv.
3. Tänk dig fri från värken
4. All bra konst skapas av lidande.
5. Bli vän med din smärta.

Listan är längre än så, men jag stannar här. Fyra av dem hyllar jag fortfarande. Det är bara 4:an som jag har reviderat något. Jag kan tänka mig att bra konst även kan skapas ur lyckan och glädjen utan inblandning av smärta.

– Sjukvården kan inte hjälpa mig!

Några få gånger fick jag lindring. Men andra gånger skadades jag. Det var vården som gav mig hepatit C, och det var deras värktabletter som gav mig blödande magsår.

Något som gjorde mig ledsen och förbannad var vissa läkares formuleringar om mig i journalerna. En läkare skrev att orsaken till min hepatit var *"intravenöst missbruk"*! Han konfronterade mig med att sådant missbruk och homosexualitet var de vanligaste orsakerna till hepatit C.

– Ingen ursäkt!

En annan skrev: "fick inte patienten ur rummet", och det tror jag var en hämnd för att jag strax innan hade frågat hur han kunde skriva ut medicin till mig utan att ha den minsta aning om diagnosen.

Idag avstår jag från sjukvården så mycket jag bara kan, t.o.m. från knäoperationerna som jag blev erbjuden för några år sedan.

"Ta din grav och gå!", som Thomas Tranströmer skrev.

Är jag bitter idag? Nej inte det minsta, för de kunde inte bättre. Läkaren inom mig själv blev starkare och starkare med åren. Särskilt på det psykiskt filosofiska planet. Jag kan kanske inte fullt ut förhålla mig till mina smärtor och åkommor och inte heller till sjukvården, som jag sågar längs med fotknölarna och lämnar därhän så länge jag kan. Det gäller inte den glada och hjälpsamma sjuksköterskan och inte heller de flesta trevliga och bra läkare som jag mött, utan själva apparaten, upplägget, tanken, genomförandet och som jag tror den feltänkta utbildningen. Däremot är jag nästan lyrisk, häpen och glad över alla de medicinska landvinningar som läkarkonsten har fått ta del av under de senaste 100 åren. Det finns så mycket kunskap och spetskompetens. Så mycket fantastisk forskning som ständigt överraskar med nya upptäckter.

Det som plågar mig är att inget är direkt dödande. Bara plågsamt. Så strategin blev ganska enkel nämligen att göra det bästa av det som fanns till buds inom mig. Kämpa är ordet. Framförallt mot och med smärtan, t.ex. att gå med hunden längre än jag trodde var möjligt. Priset är mer ont, men som sagt, större vinst i det långa loppet. Dessutom har chocken över att jag har blivit 4 cm kortare redan lagt sig.

Ett annat exempel är mina ständiga försök att pressa ned vikten som bara tenderar att öka p.g.a. min kvällsbulimi – tröstätandet när smärtan och tröttheten är som värst. Hitintills var jag något som liknade en "flexitarian" – åt bara mat som gjorde minst skada för miljö, hälsa och djuren. Huvudsakligen vegetariska och ekologiska produkter med små undantag som lamm, fisk, och vilt. Men nu har jag tagit nästa steg och blivit en hel vegan. Vändpunkten blev två föreläsningar på You Tube under rubriken: "Why vegan?" Det var "amazing" att presentatören Gary Yoirotsky gav mig 101 skäl till att äta vegankost. Aspekten hälsa var viktig, men det som vägde tyngst för beslutet var den vidriga djurhållningen. Jag hoppas att jag får kraft att utveckla mina veganska rätter även i fortsättningen. Att även planeten mår bättre gör saken inte sämre.

Motionsspåret i mitt liv kan illustreras med hjälp av en hackig sinuskurva. I perioder är jag ganska flitig. Ibland får jag bara små ryck. Sista rycket som håller i sig är havsbad och bastu en gång i veckan. Varje gång jag doppar min lekamen i 4°C kalla vågor minskar min huvudvärk med 50-70 % och jag som knappt vågade doppa mig i Östersjön på sommaren med hänvisning till kylan.

Så, hur ser jag på mina kontakter med sjukvården? Jag kan sammanfatta det enkelt: "Många försök, men de flesta gjorde mig besviken".

Varför, är en svår fråga, men jag har en rad lösa gissningar. Det är t.ex. svårt eller omöjligt för en läkare att greppa en sällsynt sjukdom (hemofili). De få som hade någon erfarenhet slog bakut omedelbart när jag nämnde att min far blödde också ganska ofta, för detta strider mot ärftlighetsmodellen. Huvudvärk som inte är dödlig (som t.ex. hjärntumör) anses av de flesta läkare som en ringa åkomma. Ganska diffust och dessutom svårt för att inte säga omöjligt för en läkare att ta på allvar och föreställa sig den enorma smärta och trötthet som patienten berättar om. Det som inte syns finns inte! Att samla på sig sällsynta och obotliga sjukdomar är ingen hit. Psoriasis, blödarsjuka, artros och hepatit C. Den sistnämnda gick att diagnostisera först på 90-talet och att bota på 2010-talet.

Förbättringsförslag

1. DaVincisering

Redan Hippokrates ska ha sagt att: "Det är bättre att känna patienten som har sjukdomen än att känna sjukdomen som patienten har."

Varje läkare (särskilt primärvårdsspecialister) måste göras väl medvetna om att människan är en komplex organism i vilken allt "hänger ihop" – även själen och tänderna. Det sistnämnda, tänderna utifrån den känslan man får: "att man kommer till tandläkaren med munhålans garnityr i en plastpåse".

Holistisk syn! Det betyder inte att varje allmänläkare skall kunna allting. Det skall räcka med insikten och de rätta rutinerna och verktygen, särskilt vid första mötet med patienten. Ett exempel på ett sådant verktyg är en obligatorisk utfrågningsmall, där grundläggande fakta kartläggs såsom, primär åkomma, andra åkommor, tidigare sjukdomar, sjukdom i släkten, medicinering, nuvarande och tidigare arbeten etc. Ett sådant formulär kan patienten med fördel knappa in i sin journal i förväg för att spara tid. Ett andra exempel är en databas för symptom där läkaren kan mata in patientens alla symptom för att sedan få ut en lista på alla alternativa sjukdomar som motsvarar symptomen.

2. Släpp inte patienter!

Patienter som av någon anledning inte får hjälp måste fångas upp i något register. Det skulle lindra mycken frustration och lidande och minska samhällets omkostnader inklusive sjukersättningen. Det är de patienterna som blir studsare och som utan någon röd tråd söker hjälp gång på gång, utan att uppnå bestående resultat. Chansen att lyckas är liten. Det kan gå så långt att studsaren tar livet av sig eller dör av sin sjukdom. De finns också ihärdiga personer som i bästa fall hittar en fungerande alternativvård och blir hjälpta, men den resan är ett lotteri.

3. Benchmarking

Ta reda på de bästa klinikerna i världen och analysera. Ta lärdom och implementera!

4. Ständig fortbildning

Fortbilda och inspirera all personal, hela tiden!

5. Små och stora påvar

Ta ned alla arroganta och ointresserade småpåvar på jorden och eliminera alla förstenade strukturer och handlingssätt som ännu råder på vårdcentraler och sjukhus.

6. Spela med öppna kort

Mygla inte bort riktiga uppgifter om antalet felbehandlingar och vårdskador som uppstår. Inrätta oberoende granskningsorgan och redovisa korrekt statistik. Idag syns bara toppen på isberget!

Referenser

1) Steven James Linton, Att förstå patienter med smärta, 2013

2) Läkartidningen 8, 2016

3) Läkartidningen 49-50, 2017

4) Läkartidningen 49, 2015

5) Karin Johannisson, Läkaren och konsten att läsa kroppen, 2004

6) Läkartidningen 48, 2015

7) Eva Illouz, Därför gör kärlek ont, en sociologisk förklaring, 2016

8) SBU rapport 198, 2010

9) Byung-Chul Han, I svärmen, 2014

10) Dagens Nyheter, 2016-06-10

11) Läkartidningen 3-4, 2016

12) Tor Nörretranders, Märk världen, 1993.

13) Läkartidningen 39, 2017

14) Dagens Nyheter 2016-12-09

15) Stefan Fölster, Robotrevolutionen, 2015

16) Vetenskap& Praxis 3-4, 2015

17) Läkartidningen 43, 2016

18) Tom Barth och Christina Näsholm, Motiverande samtal, 2006

19) Carl Cederström, Wellnessyndromet, 2015

20) Dagens Nyheter, 6 jan. 2015

21) Dagens Nyheter, 17 april 2015

22) Tim Jackson, Välfärd utan tillväxt, 2011

23) Kim KY et al., J Korean Med Sci. 1988 Sep; 3(3):107-15.

24) Dagens Nyheter, 2016-12-16